Preethi Padmanaban

Lasers em Periodontia

Preethi Padmanaban

Lasers em Periodontia

Lasers e suas aplicações

ScienciaScripts

Imprint
Any brand names and product names mentioned in this book are subject to trademark, brand or patent protection and are trademarks or registered trademarks of their respective holders. The use of brand names, product names, common names, trade names, product descriptions etc. even without a particular marking in this work is in no way to be construed to mean that such names may be regarded as unrestricted in respect of trademark and brand protection legislation and could thus be used by anyone.

Cover image: www.ingimage.com

This book is a translation from the original published under ISBN 978-620-8-41759-8.

Publisher:
Sciencia Scripts
is a trademark of
Dodo Books Indian Ocean Ltd. and OmniScriptum S.R.L publishing group

120 High Road, East Finchley, London, N2 9ED, United Kingdom
Str. Armeneasca 28/1, office 1, Chisinau MD-2012, Republic of Moldova, Europe
Managing Directors: Ieva Konstantinova, Victoria Ursu
info@omniscriptum.com

Printed at: see last page
ISBN: 978-620-8-55380-7

RECONHECIMENTO

Agradeço fervorosamente a **Deus Todo-Poderoso** e aos meus pais, pelas bênçãos que me deram e por me terem guiado em cada passo.

Estou extremamente grato ao **Dr. J.SRINISHA M.D.S** Pro-chanceler da Universidade de Bharath, Chennai, por ter disponibilizado as infra-estruturas e os recursos necessários para a realização da dissertação na biblioteca.

Expresso a minha humilde gratidão, sinceridade e respeito ao nosso estimado Diretor, **Dr. Raghavendra Jayesh**, professor, diretor, Sree Balaji Dental College & Hospital, Chennai.

Expresso a minha sincera solidariedade para com o meu estimado professor e orientador, **Dr. Bagavad Gita,** Professor e Diretor do Departamento de Periodontologia, Sree Balaji Dental College & Hospital, Chennai. Agradeço a sua orientação, a sua crítica construtiva, a sua escuta paciente e o seu apoio moral ao longo do meu curso de pós-graduação, sem os quais este trabalho não teria sido possível.

Gostaria de exprimir a minha gratidão ao meu orientador, **Dr. Mohan Valiathan,** professor do Departamento de Periodontologia, Sree Balaji Dental College & Hospital, Chennai, pela sua ajuda e orientação preservadora ao longo da minha preparação, que me permitiu compreender este trabalho. Agradeço-lhe a sua bondade, paciência, dedicação e apoio incessante.

Agradeço ao meu **Professor Dr. Gurudeep Singh e** ao **Dr. J Bhaskar** do Departamento de Periodontologia, Sree Balaji Dental College & Hospital, Chennai, pelo seu apoio constante.

Agradeço à Dr.ª Anitha Balaji M.D.S, à Dr.ª Nithya Anand, à Dr.ª Bhuvaneshwari M.D.S, à Dr.ª Ramya, M.D.S, à Dr.ª Preethi M.D.S, à Dr.ª Sajid M.D.S do Departamento de Periodontologia, Sree Balaji Dental **College &** Hospital, Chennai, pela sua ajuda e orientação constantes.

Estou extremamente grato a todos os meus co-pós-graduados, finalistas, juniores e amigos que estiveram comigo para me aconselhar e encorajar.

Não há palavras para exprimir a gratidão e o amor que sinto pelo meu marido, o Sr. Rijo Thomas, pelos meus sogros, o Sr. Thomaskutty M e a Sra. Elciamma Thomas, e pelos meus pais, o Sr. George Varghese e a Sra. Annamma George, por todos os seus desejos, orações, apoio, sacrifícios e bênçãos. Devo-lhes o que sou hoje

Índice

INTRODUÇÃO

Os lasers passaram a ser amplamente utilizados em medicina e cirurgia desde o desenvolvimento do laser de rubi por Maiman em 1960.[38] O dispositivo de Maiman utilizava um cristal de rubi que emitia uma luz radiante coerente a partir do cristal quando estimulado por energia. Assim, foi criado o laser de rubi. No campo da medicina, os lasers têm sido utilizados com sucesso desde meados da década de 1960 para a fotocoagulação precisa da retina. Assim, os oftalmologistas foram os pioneiros na aplicação do laser. Desde então, os lasers têm sido utilizados em muitas aplicações industriais e científicas, o que, por sua vez, estimulou novos e inovadores desenvolvimentos neste domínio. O entusiasmo por esta nova tecnologia também chegou à medicina dentária, onde, nos últimos anos, a indústria desenvolveu lasers para utilização intra-oral e comercializou-os fortemente, muitas vezes baseando-se em provas para apoiar as suas afirmações de resultados superiores com a utilização de lasers em relação ao tratamento cirúrgico convencional.

O primeiro relatório sobre a aplicação do laser no tratamento da cárie dentária foi publicado na Nature em 1964 por Goldman et al.[17] As vantagens relatadas da utilização de lasers no tratamento da cárie dentária são a redução do stress físico e mental dos doentes devido ao baixo ruído e à pouca vibração, bem como a melhoria das condições de funcionamento e dos resultados em resultado dos efeitos ablativos, hemostáticos e descontaminantes do tratamento com laser. Verificou-se que os lasers concebidos para a remoção de tecidos moles não eram adequados para o tratamento de tecidos duros dentários, uma vez que os seus efeitos profundamente penetrantes causam potenciais danos pulpares[60]. Assim, os primeiros lasers dentários aprovados pela Food and Drug Administration dos EUA, nomeadamente os lasers de CO2, Nd: YAG e de díodo, foram aceites para utilização apenas em procedimentos de tecidos moles orais em periodontia[37]. Como os tecidos periodontais são compostos não só por tecidos moles mas também por tecidos duros, e os sistemas laser anteriores não se tinham mostrado eficazes no tratamento dos tecidos duros, era necessário desenvolver um novo sistema laser.

Os lasers mais promissores para a cirurgia de tecidos duros são os lasers de Er: YAG e de érbio, crómio: ítrio, escândio, gálio e granada[58]. Como resultado da elevada absorção pelas moléculas de água, a família de lasers de érbio demonstrou ser capaz de ablacionar eficazmente tecidos moles e duros sem danificar os tecidos mais profundos[18]. Em 1997, a Food and Drug Administration autorizou o primeiro sistema laser Er:YAG, então utilizado na preparação de cavidades dentárias, para incisões, excisões, vaporização, ablação e hemostase de tecidos moles e duros na cavidade oral. Devido ao potencial para possíveis aplicações em tecidos moles e duros, a utilização deste laser foi investigada para destartarização, desbridamento radicular e cirurgias periodontais e peri-implantares na terapia periodontal[23,24].

Está a ocorrer uma mudança de paradigma espantosa na medicina dentária com um avanço tecnológico que dá aos dentistas a capacidade de realizar uma vasta gama de procedimentos em tecidos duros e moles com melhores resultados para os pacientes, menos trauma, menos complicações pós-operatórias e, na maioria dos casos, sem necessidade de injecções. Esta nova tecnologia alarga consideravelmente o âmbito dos procedimentos que um dentista pode oferecer aos seus pacientes.

REVISÃO GERAL

HISTÓRIA DOS LASERS

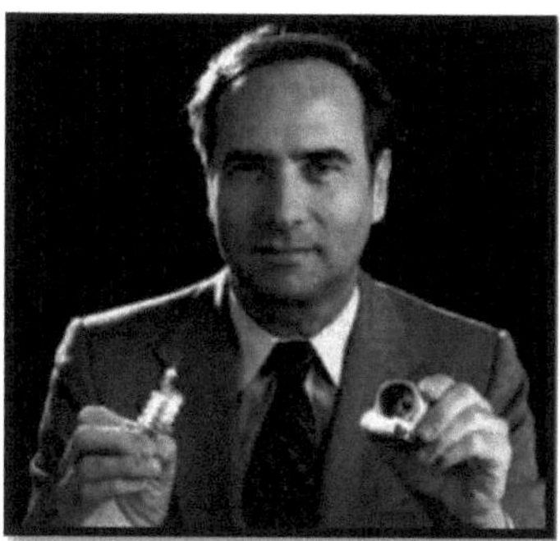

Fig 1:Theodore H Maiman

O termo "laser" é bem conhecido como o acrónimo de amplificação da luz por emissão estimulada de radiação. Schawlow e Townes tinham inventado o MASER (Microwave Amplification by the Stimulated Emission of Radiation) em 1958, um dispositivo que amplificava as micro-ondas em vez da luz e que rapidamente foi utilizado nos sistemas de comunicação por micro-ondas[30]. Townes e os outros engenheiros acreditavam ser possível criar um maser ótico, um dispositivo para criar poderosos feixes de luz utilizando energia de frequência mais elevada para estimular o que viria a ser designado por meio de lasing. Apesar do trabalho pioneiro de Townes e Prokhorov, coube a Theodore Maiman (Fig. 1), em 1960, inventar o primeiro laser (Fig. 2), utilizando um meio de laser de rubi que era estimulado por flashes de luz intensa de alta energia. A demonstração do laser de rubi de Maiman foi caracterizada por uma procura intensa e frutuosa de novos meios laser, baseada na teoria da emissão espontânea e estimulada de radiação de Albert Einstein.

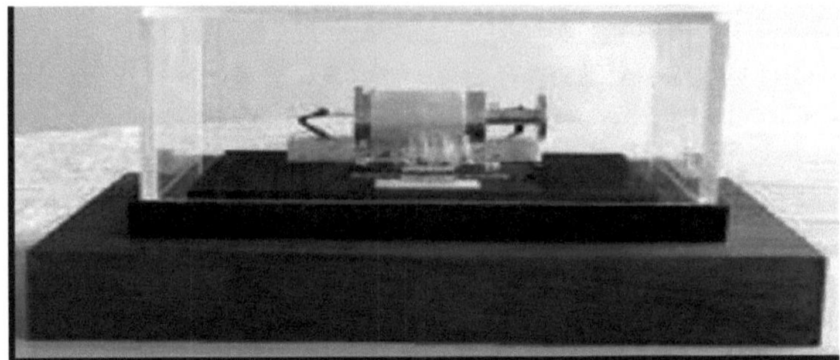

Fig 2: O primeiro laser e os seus componentes.

RADIAÇÃO ÓPTICA ESTIMULADA EM RUBI

Schawlow e Townes propuseram uma técnica para a geração de radiação monocromática utilizando vapores alcalinos como meio ativo na região ótica infravermelha do espetro. Foi aplicada uma técnica de bombeamento ótico a um sólido fluorescente, resultando na fixação de temperatura negativa e emissões ópticas estimuladas num comprimento de onda de 6943A: O material ativo utilizado foi o rubi.

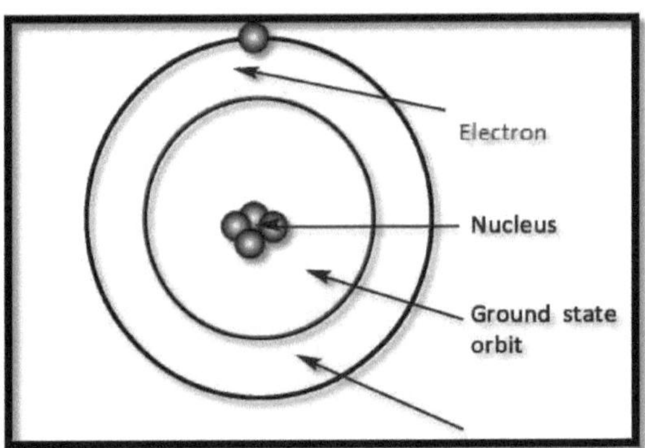

Fig: 3 Emissão espontânea

A emissão estimulada (Fig. 3), no entanto, ocorre quando os átomos são energizados por calor, luz ou descarga eléctrica. Num laser, a fonte de bombeamento fornece esta energia a uma cavidade ótica (ressoador), que contém átomos excitáveis (o meio de laser). Quando estes decaem, libertam fotões de energia. A câmara ótica é revestida por um espelho totalmente refletor numa extremidade e por um espelho parcialmente refletor (parcialmente transmissivo) na outra extremidade, o que faz com que os fotões "ressoem" de uma extremidade para a outra, escapando alguns através do espelho transmissivo. À medida que o "bombeamento" da fonte de energia continua, o número de átomos excitados no meio excede o número de átomos no estado fundamental. Este fenómeno é designado por inversão da população.

Alguns átomos excitados decaem espontaneamente para criar fotões livres. Estes interagem com outros átomos excitados sem serem absorvidos, mas também causam o decaimento do átomo excitado, que liberta então outro fotão antes de regressar ao estado fundamental. Para que o lasing ocorra, o fotão incidente deve continuar com o mesmo comprimento de onda e estar em fase com o fotão emitido. Os dois fotões livres interagem com mais dois átomos excitados, gerando quatro fotões. O número de fotões que estimulam os átomos excitados aumenta exponencialmente e dá origem a uma reação em cadeia de fotões que gera o feixe laser, que emerge através do espelho parcialmente refletor (Fig. 4). A interação entre os fotões e os átomos de alta energia resulta na emissão estimulada de fotões e o efeito aditivo destes fotões em fase é conhecido como amplificação da luz - daí a amplificação da luz por emissão estimulada de radiação.

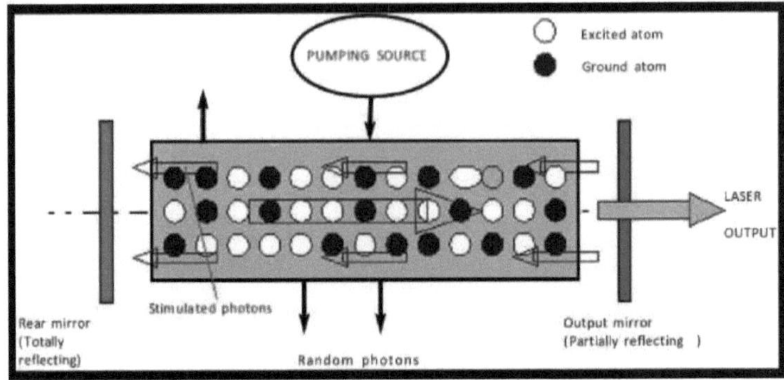

Fig:4 Como funciona o sistema de laser

LASER EM MEDICINA DENTÁRIA

Em 1965, Stern e Sognnaes relataram que um laser de rubi podia vaporizar o esmalte e tinha efeitos térmicos na polpa dentária. Na década de 1970, os investigadores começaram a descobrir as utilizações clínicas nos tecidos moles orais dos lasers médicos de CO2 e de neodímio dopado: granada de alumínio e ítrio (Nd:YAG). O primeiro laser que teve verdadeiramente aplicação em tecidos duros e moles foi o laser de CO2, inventado por Patel em 1964. O laser de Nd:YAG foi também desenvolvido em 1964 por Geusic, um ano após a invenção do laser de rubi, mas foi largamente ofuscado durante muito tempo pelo laser de rubi e outros lasers da época até 1990, quando foi lançado o primeiro laser de Nd:YAG pulsado, que se pensa ter uma melhor interação com os tecidos duros dentários. Em 1971, a primeira utilização de lasers em endodontia foi relatada por Weichman e Johnson, que utilizaram o laser infravermelho de CO2 de alta potência para selar o forame apical in vitro.[59] O laser YSGG foi o primeiro a obter autorização de comercialização para utilização em todos os tecidos orais, tendo surgido como o pináculo da revolução do laser dentário.

CARACTERÍSTICAS DO LASER

A luz laser é um comprimento de onda de fotão único produzido pelo homem. O processo de lasing ocorre quando um átomo excitado é estimulado a emitir um fotão antes de o processo ocorrer espontaneamente. Esta emissão estimulada gera uma luz muito

- Coerentes (ondas síncronas),
- Monocromático (um único comprimento de onda), e
- Forma colimada (raios paralelos) da luz que não se encontra em mais nenhum lugar da natureza.[8]

Os lasers podem concentrar a energia da luz e exercer um forte efeito, visando os tecidos a um nível de energia muito inferior ao da luz natural.

Comprimento de onda: O fotão emitido tem um comprimento de onda específico que depende do estado da energia do eletrão quando o fotão é libertado. As caraterísticas de um laser dependem do seu comprimento de onda.

Forma de onda: O termo forma de onda descreve a forma como a potência do laser é fornecida ao longo do tempo:

1) Contínuo
2) Pulsado
3) Emissão de feixe cortado.

- Os lasers **de onda contínua** fornecem a potência de saída a um nível constante durante períodos de tempo prolongados, geralmente qualquer período de tempo superior a 1 s.
- A emissão de **feixe cortado** é semelhante à emissão contínua, exceto que o feixe é libertado e interrompido alternadamente por um

mecanismo de obturador.

- As emissões de **feixes pulsantes** são o resultado do armazenamento de energia durante determinados períodos de tempo e da libertação da energia armazenada durante períodos de tempo mais curtos.
- A libertação pulsante da energia armazenada ocorre normalmente em milissegundos, criando assim uma emissão que apresenta uma potência de pico superior à potência selecionada, conforme indicado no painel de controlo do laser.

Para que os lasers fundam ou vaporizem tecidos, que parecem ser os principais objectivos da utilização do laser, tem de ocorrer uma transferência e absorção de calor nos tecidos-alvo. Os processos de transferência e absorção de calor dependem de variáveis que são caraterísticas de um tecido-alvo específico. Coletivamente, as variáveis do tecido que afectam a transferência e a absorção de calor são designadas por propriedades térmicas.

Factores que afectam as propriedades térmicas do laser

As propriedades térmicas definem essencialmente os efeitos nos tecidos que se podem esperar durante a irradiação laser.

Estes factores incluem:

1) difusividade térmica,
2) coeficiente térmico de expansão,
3) capacidade térmica,
4) temperaturas de transformação de fase e
5) calores latentes de transformação[25].

A difusividade térmica é a capacidade de um tecido conduzir calor e tem em consideração a densidade e a capacidade térmica do tecido. Assim, existe uma interação óbvia entre o teor de água do tecido, o comprimento de onda específico do laser e a difusividade térmica do tecido.

O **coeficiente térmico de expansão** é uma medida do grau de expansão do tecido que ocorre durante o processo de aquecimento. Dado o potencial de fissuração e fratura induzidas pelo calor, a expansão durante o aquecimento parece ser uma consideração importante quando se lida com tecidos mineralizados.

A capacidade térmica refere-se à quantidade de calor necessária para elevar a temperatura de 1 cc de tecido em 1°C.

A temperatura de transformação de fase é simplesmente a temperatura na qual ocorrerá a fusão ou a vaporização de um tecido. A temperatura de transformação de fase seria logicamente uma consideração importante quando se lida com espécimes que exibem variações extremas na composição, como a estrutura da raiz e os tecidos pulpares subjacentes.

CLASSIFICAÇÃO DOS LASERS

Os sistemas laser podem ser classificados (Quadro 1) segundo muitos critérios diferentes. As classificações mais comuns são as relacionadas com o tipo de meio de ganho e as caraterísticas da luz laser.

Quadro 1: Classificação do sistema laser.

Criteria	Types	Examples*
Output energy	Low-output, soft, or therapeutic	Low-output diodes
	High-output, hard, or surgical	Diodes, CO_2, Nd:YAG, Er:YAG, Er, Cr:YSGG
State of the gain medium	Solid-state	Nd:YAG, Er:YAG, Er, Cr:YSGG, KTP
	Gas	HeNe, Argon, CO_2
	Excimer	F_2, ArF, KrCl, XeCl
	Diode	GaAlAs, InGaAs
Oscillation mode	Continuous-wave	CO_2, Diodes
	Pulsed-wave	CO_2, Diodes, Nd:YAG, Er:YAG, Er,Cr:YSGG, KTP

Os vários sistemas laser são normalmente designados pelos ingredientes do meio de ganho, e diferentes lasers têm diferentes comprimentos de onda.

Tabela 2: Principais comprimentos de onda de laser

Laser type		Wavelength
Diode lasers	Indium-gallium-arsenide-phosphorus (InGaAsP)	655 nm
	Gallium arsenide (GaAs)	685 nm
	Gallium Aluminium arsenide (GaAlAs)	810 nm
	Indium Gallium arsenide (InGaAs)	980 nm
Gas lasers	Carbon dioxide (CO_2)	10,600 nm
Solid state lasers	Neodymium-doped: yttrium, aluminium and garnet (Nd:YAG)	1,064 nm
	Neodymium-doped: yttrium, aluminium and perovskite (Nd:YAP)	1,340 nm
	Erbium, chromiumdoped yttrium, scandium, gallium, and garnet (Er,Cr:YSGG)	2,780 nm
	Erbium-doped: yttrium, aluminium and garnet (Er:YAG)	2,940 nm

INTERACÇÃO LASER - TECIDO

A luz laser tem quatro tipos de interações com o tecido alvo, que dependem das propriedades ópticas desse tecido.

1) Absorção,

2) transmissão de energia laser,

3) reflexão,

4) dispersão da luz laser.

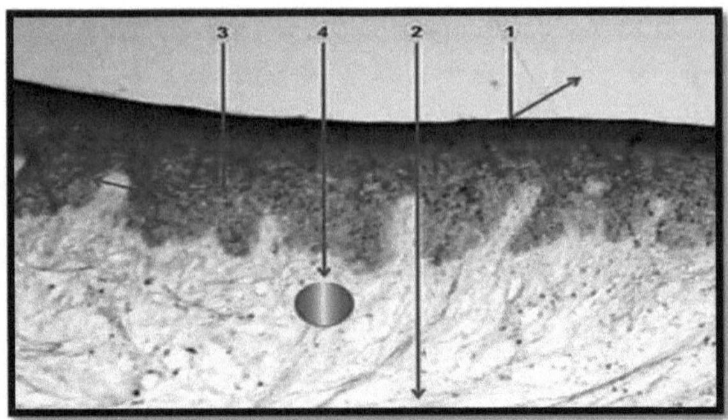

(Fig:5 Interações laser-tecido. Quando atinge o tecido biológico, a luz laser pode ser reflectida, 1; transmitida aos tecidos circundantes, 2; dispersa, 3; ou ser absorvida, 4).

Absorção

Quando o laser é aplicado no tecido, verifica-se a absorção da energia do laser no tecido alvo. Os diferentes comprimentos de onda do laser têm diferentes coeficientes de absorção com os componentes do tecido dentário, como a água, o pigmento, o conteúdo sanguíneo e os minerais. A energia laser pode ser absorvida ou transmitida com base na composição do tecido alvo. Estes componentes primários são designados por cromóforos, que podem absorver a luz laser de um comprimento de onda específico. Em geral, os comprimentos de onda mais longos, como o laser de érbio, têm uma maior afinidade com a água e a hidroxiapatite. O laser de CO2, com um comprimento de onda de 10 600 nm, é bem absorvido pela água e penetra apenas em alguns micrómetros da superfície do tecido alvo[8]. Os comprimentos de onda mais curtos, de 500 a 1000 nm, são facilmente absorvidos pelo tecido pigmentado e pelos elementos sanguíneos. Por exemplo, o pigmento hemoglobina tem maior afinidade para o laser de árgon, enquanto a melanina absorve o laser de díodo e o laser Nd:YAG.

Transmissão

Esta propriedade depende do comprimento de onda da luz laser utilizada. A energia laser é transmitida diretamente através do tecido sem produzir qualquer efeito no tecido alvo. A luz dos lasers de Nd:YAG, árgon e díodo é transmitida através da água, enquanto que os fluidos dos tecidos absorvem facilmente a família do érbio e o CO2 na superfície exterior, pelo que a energia transmitida aos tecidos adjacentes é reduzida.[9]

Re fl ecção

Esta propriedade do laser faz com que a luz laser se redireccione para fora da superfície, não tendo qualquer efeito no tecido alvo. Esta luz reflectida pode ser perigosa quando redireccionada para um alvo não intencional, como os olhos. No entanto, um dispositivo laser de deteção de cáries utiliza a luz reflectida para medir o grau de estrutura sólida do dente.

Dispersão da luz laser

Existe também uma dispersão da luz laser com a correspondente diminuição dessa energia, não produzindo possivelmente qualquer efeito biológico útil. Esta propriedade pode causar danos indesejáveis, uma vez que há transferência de calor para o tecido adjacente ao local da cirurgia. No entanto, um feixe deflectido em diferentes direcções facilita a polimerização da resina composta ou no tratamento de uma úlcera aftosa.[9]

O médico deve estar ciente de determinados factores antes da aplicação de lasers, tais como o comprimento de onda laser adequado, o diâmetro do feixe, o modo focado ou desfocado, a energia de impulso ou a potência de saída, o tamanho do ponto e o arrefecimento dos tecidos. O resultado da utilização de um ponto mais pequeno aumenta consideravelmente a transferência de calor do laser para o tecido e o correspondente aumento da absorção de calor nessa área mais pequena. Se for permitido que o feixe de laser se afaste do tecido alvo, o resultado será o aumento do diâmetro do feixe e, consequentemente, a diminuição da densidade de energia do feixe de laser.

COMPRIMENTO DE ONDA DOS LASERS UTILIZADOS EM MEDICINA DENTÁRIA

Existem vários comprimentos de onda de lasers utilizados em medicina dentária para vários procedimentos dentários. Os lasers mais utilizados são:

LASERS ARGON

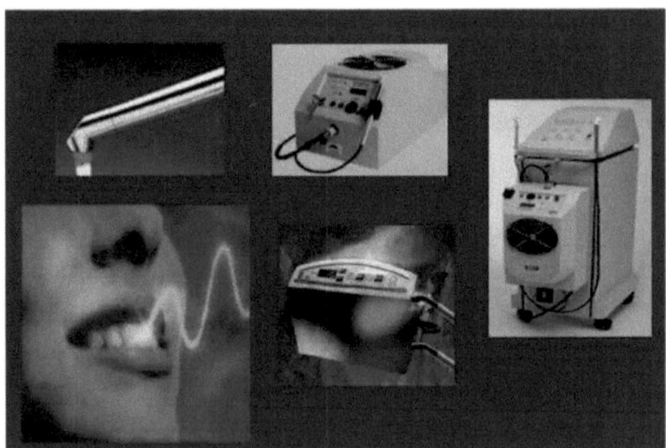

Fig: 6 Lasers de árgon

Este laser tem um meio ativo de gás árgon ionizado, energizado por uma descarga eléctrica de alta corrente. A luz do laser é fornecida por fibra ótica nos modos de onda contínua e pulsada.

Existem dois comprimentos de onda de emissão do laser de árgon utilizados em medicina dentária.

1) 488 nm (azul) e
2) 514 nm (azul-verde)

Ambos os comprimentos de onda são pouco absorvidos no esmalte e na dentina, o que é vantajoso durante o corte e a escultura dos tecidos gengivais, uma vez que há uma interação mínima com o tecido duro dentário sem causar qualquer dano à superfície do dente. Quando a luz do laser de árgon ilumina o dente, a área cariada aparece como uma cor laranja-avermelhada escura e é facilmente discernível das estruturas saudáveis circundantes. Os lasers de árgon são indicados em periodontia, uma vez que possuem propriedades bactericidas contra *Prevotella intermedia* e *Porphyromonas gingivalis* e também são utilizados para tratar malformações vasculares como um hemangioma. As potenciais complicações deste tratamento com laser incluem a formação de granulomas, hemorragias ou a não resolução da lesão.[14,29]

LASERS DE DIODO

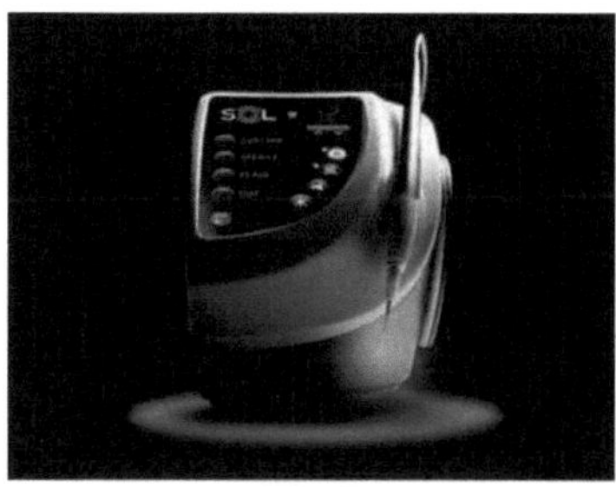

Fig:7

O laser de díodo é fabricado a partir de cristais semicondutores sólidos feitos de uma combinação de alumínio (com comprimento de onda de 800 nm) ou índio (900 nm), gálio e arsénio. Estes comprimentos de onda penetram profundamente na mucosa e são altamente atenuados pelo tecido pigmentado, embora a hemostase seja lenta em comparação com o laser de árgon (Fig. 7). Estes lasers são excelentes lasers cirúrgicos para tecidos moles, pelo que a cirurgia pode ser efectuada com segurança, uma vez que estes comprimentos de onda são pouco absorvidos pelo tecido duro dentário. Este laser é indicado para gengivoplastia, desbridamento sulcular e processos de coagulação mais profundos na gengiva e na mucosa. A principal vantagem dos lasers de díodo é um instrumento portátil e de menor dimensão. Esses lasers também podem estimular a proliferação fibroblástica em baixos níveis de energia[10,40].

LASERS Nd: YAG

O Nd: YAG tem um meio ativo sólido, que é um cristal de granada combinado com elementos de terras raras, ítrio e alumínio, dopado com iões de neodímio. O comprimento de onda dentário disponível de 1064 nm é indicado para vários procedimentos em tecidos moles, tais como corte e coagulação de desbridamento gengival e sulcular. Este laser proporciona uma boa hemostase e um campo operatório claro durante os procedimentos em tecidos moles. O laser também é indicado para a remoção de cáries incipientes, embora a eficiência de trabalho seja menor em comparação com os lasers Er: YAG, ou Er, crómio (Cr): YSGG. Quando utilizado em modo sem contacto e desfocado, este comprimento de onda pode penetrar vários milímetros, o que pode ser utilizado para procedimentos como o tratamento de úlceras aftosas ou analgesia pulpar, no entanto, devido a uma diminuição da função pulpar, por vezes pode resultar em danos na polpa dentária.[57]

PROCEDIMENTO LANAP (PROCEDIMENTO DE NOVA FIXAÇÃO ASSISTIDA POR LASER)

A LANAP é utilizada para tratar a gengivite e a periodontite, eliminando a doença das gengivas e dos dentes através da remoção da placa bacteriana e do tártaro, expulsando apenas o tecido gengival contaminado e restabelecendo o tecido gengival saudável, e evitando hemorragias adicionais através da coagulação. Quando existem danos no cemento calcificado, nas bolsas do sulco gengival, no tecido gengival e de associação, na câmara e na raiz do dente e no ligamento periodontal, a LANAP pode ser utilizada para evacuar o tecido gengival contaminado, limpar e esterilizar o sulco e as bolsas periodontais, restabelecer os tecidos de interface e reconstruir as fibras do ligamento periodontal.

O Protocolo LANAP (Fig:8)

Passo A: Os pacientes são submetidos a um exame dentário completo e a uma estratégia de tratamento, como em toda a medicina dentária. No caso de terem uma determinação correta do Tipo III ou de uma doença periodontal mais proeminente, todas as opções de tratamento são apresentadas ao paciente. O passo principal do procedimento LANAP, depois de administrada a anestesia, é o osso à volta de cada dente. O objetivo é decidir regiões de deformidades ósseas que não podem ser vistas radiograficamente.

Etapa B: É utilizada a primeira passagem pelo laser. O objetivo desta etapa é evacuar apenas o epitélio contaminado, influenciar especificamente as bactérias relacionadas com a doença periodontal, influenciar a introdução do cálculo e influenciar os venenos termo-lábeis. As bactérias que estão relacionadas com as doenças periodontais são pigmentadas e encontram-se no sulco, no interior da superfície radicular e no interior das células epiteliais. Uma razão para a consistência desta progressão está na determinação de um laser Nd: YAG de batimento livre com um comprimento de onda de 1.064 nm e batimento num intervalo de sete microssegundos únicos. O comprimento de onda mais curto, de 1064 nm, foi escolhido devido à sua preferência pela melanina ou pigmentação escura, ao contrário dos comprimentos de onda mais alargados, que são muito absorvidos pela água e que teriam uma profundidade de penetração reduzida. Esta capacidade de alargar a profundidade de penetração da energia laser com danos colaterais insignificantes permite que o epitélio doente possa ser evacuado de forma específica sem danificar o tecido oculto, deixando no seu lugar os rete pegs. Os lasers de díodo são igualmente conhecidos por esta ingestão específica em tecidos pigmentados, no entanto, os lasers Nd: YAG de funcionamento livre contrastam na sua capacidade de trabalhar em controlos de alto nível em curtos períodos de tempo, o que permite que o Nd: YAG tenha a penetração mais proeminente e a falta de danos colaterais.

Etapa C : Esta progressão no procedimento LANAP é direta; trata-se simplesmente de utilizar os piezo-escaladores para evacuar o cálculo presente nas superfícies radiculares. A expulsão do cálculo é aceite como sendo mais fácil após a ligação da energia laser ao cálculo. A principal colaboração do laser provoca o desenvolvimento subjacente de um mini-flap, o que ajuda a expulsão do cálculo como resultado de uma maior visibilidade e acesso ao cálculo.

Etapa D : A etapa seguinte utiliza mais uma vez o laser. Desta vez, os parâmetros são diferentes para melhorar a capacidade de formar um coágulo de fibrina para fechar o mini retalho e para purificar novamente o local. A construção do coágulo de fibrina estável é importante, uma vez que este se mantém estável durante cerca de 14 dias. O papel do coágulo de fibrina é manter o sulco selado contra a penetração bacteriana e evitar o desenvolvimento de epitélio no sulco. Outros comprimentos de onda de laser não só não têm a capacidade de moldar este coágulo de fibrina estável, como também requerem tratamentos frequentes para evitar o desenvolvimento de epitélio no sulco. A capacidade de selecionar explicitamente a interação entre o laser e o tecido é caraterística do PerioLase MVP-7 (Millennium Dental Technologies). Utilizando tamanhos de fibra específicos, energia, taxas de repetição, intervalos de impulsos e padronização da energia na ponta da fibra, este procedimento pode ser seguido de forma antecipada e reproduzível.

Etapa E : O quinto passo da LANAP é a compressão do coágulo de fibrina para melhorar o processo de cicatrização. Uma vez que as feridas com laser cicatrizam por intenção secundária, uma maior aproximação aumenta o tempo de cicatrização.

Etapa F: Após a pressão e a estabilização do coágulo, a última etapa da LANAP consiste em refinar a oclusão com uma broca dentária ou uma broca de diamante. A oclusão tem sido vista como um cofator mais proeminente no progresso da doença periodontal do que o tabagismo. Com um objetivo final específico de limitar esta parte, são feitos amplos ajustes na dentição.

Etapa G: A última etapa da LANAP é a regeneração óssea e a reintegração do tecido cognitivo. Os pacientes são então monitorizados durante 9 a 12 meses com limpezas supra-gengivais de rotina e refinamentos oclusais.

Durante este período, não é efectuada qualquer restauração subgengival ou sondagem periodontal. Apenas na última consulta pós-operatória é efectuada uma sondagem periodontal. A marca registada da LANAP é a redução das bolsas, a fixação de novos tecidos e a ausência de recessão tecidular

Benefícios e perigos do tratamento LANAP

Os benefícios do tratamento LANAP ultrapassam de longe os riscos de não procurar tratamento devido ao medo da cirurgia.

Estes benefícios incluem:

- conservação do tecido gengival e do osso que podem ser perdidos numa cirurgia tradicional
- proteção contra a perda óssea ou o desenvolvimento de dentes sensíveis e recessão das gengivas
- criação de um estado mais saudável para o organismo se regenerar e curar

- alívio de inflamações e infecções que causam dores nos dentes e nas gengivas
- tratamento sem dor com anestesia local
- tratamento seguro para doentes com doenças como a hemofilia, o VIH e a diabetes, ou que tomam medicamentos como a ciclosporina
- desconforto mínimo após o procedimento com recuperação mais rápida
- duração do tratamento de dois dias com acompanhamento para verificar a cicatrização da boca.

Os riscos associados ao tratamento LANAP são semelhantes a

quaisquer riscos associados à utilização do laser em medicina dentária, por exemplo, assegurar que o dentista tem formação para utilizar a tecnologia para o procedimento específico de acordo com as diretrizes de saúde e segurança, que o equipamento está preservado e em condições de funcionamento adequadas e que o laser não é utilizado para procedimentos que requerem outras opções de tratamento.

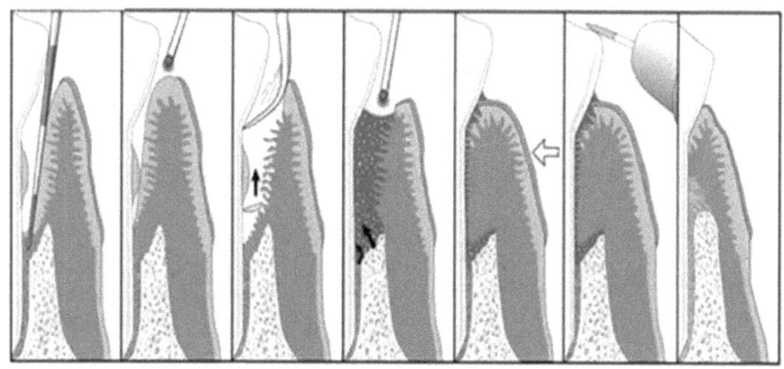

Treatment Procedure

A. Perio probe indicates excessive pocket depth
B. Laser radiation vaporizes bacteria, diseased tissue, pathologic proteins, and alerts the practitioner to the presence of tartar
C. Ultrasonic scaler and special hand instruments are used to remove root surface accretions
D. Laser is used to form a gel-clot containing stem cells from bone and PDL
E. Reattachment of retéridges to clean root surface, with a stable fibrin clot at the gingival crest to create a "closed system"
F. Occlusal trauma adjusted
G. New attachment is regenerated

Fig:8 Protocolo LANAP.

ERBIUM LASER

Os comprimentos de onda utilizados são:

1) **Érbio, Cr: YSGG (2780 nm)**

O seu meio ativo é um cristal sólido de granada de ítrio, escândio e gálio dopado com érbio e crómio.

2) **Érbio: YAG (2940 nm)**

Tem um meio ativo de um cristal sólido de granada de ítrio e alumínio dopado com érbio.

Ambos os lasers ajudam na remoção de cáries. O laser produz margens limpas e nítidas durante a preparação da cavidade. Uma vez que a profundidade de penetração do comprimento de onda do laser é menor, os danos pulpares são mínimos. Uma vez que o laser tem um efeito anestésico, a analgesia não é indicada por rotina na maioria dos pacientes. O laser também ajuda na remoção de endotoxinas das superfícies radiculares, proporcionando assim um efeito anti-microbiano.

Estes lasers são confortáveis para os doentes, uma vez que as vibrações produzidas pelo laser são menos severas em comparação com a broca de alta velocidade convencional. Assim, é menos provável que provoquem desconforto ou dor intra-operatória[16,20].

LASER DE CO2

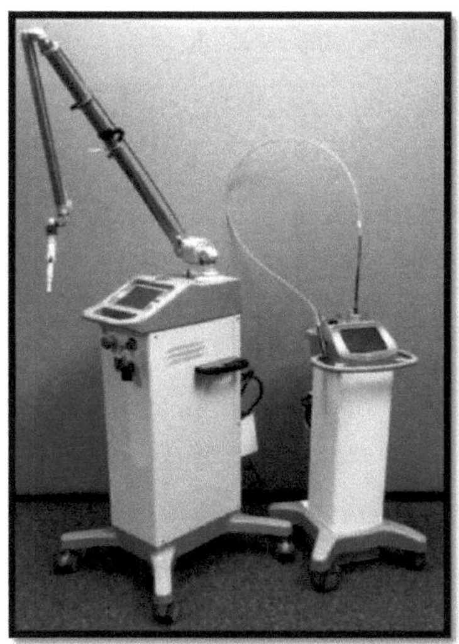

Fig:9

O laser de CO_2 é uma descarga de gás arrefecida a água ou a ar, contendo uma mistura gasosa com moléculas de CO_2, que ajuda a produzir um feixe de luz infravermelha. A energia luminosa, cujo comprimento de onda é de 10.600 nm, é bem absorvida pela água e é emitida através de um guia de ondas tipo tubo oco em modo contínuo ou pulsado. O comprimento de onda do laser pode facilmente ajudar no corte e coagulação de tecidos moles, proporcionando assim um campo operatório claro. O laser é indicado para o tratamento de lesões da mucosa, uma vez que tem uma profundidade de penetração limitada. A dor pós-operatória é geralmente mínima ou nula, uma vez que reduz a dor através da indução de anestesia neural local em função da selagem dos neurónios e da diminuição da libertação de mediadores da dor. O laser de CO_2 também tem algumas desvantagens. No entanto, há um atraso na cicatrização da ferida durante alguns dias, em resultado da reepitelização tardia e de um padrão diferente de contração da ferida. Além disso, a perda da sensação tátil pode representar uma desvantagem para o cirurgião, mas a ablação do tecido pode ser precisa com uma técnica cuidadosa.

LASER EM PERIODONTIA

A fase inicial e mais importante da terapia periodontal é o desbridamento mecânico não cirúrgico das superfícies radiculares periodontalmente doentes. Em 1965, Kinersly et al [28] relataram a possibilidade de remover o cálculo dentário com o laser de rubi. No entanto, advertiram que limitar a vaporização seletivamente ao cálculo sem danificar o dente subjacente poderia apresentar problemas clínicos. Uma vez que o periodonto é composto por gengiva, ligamento periodontal, cemento e osso alveolar, tanto os tecidos moles como os duros são sempre visados quando se utilizam lasers para o tratamento de lesões periodontais.

A utilização do laser na terapia periodontal tem-se limitado principalmente a dois comprimentos de onda:

1) Laser de dióxido de carbono a 10,6 μm, e
2) Laser Nd: YAG a 1,06 μm.

Estes lasers são capazes de efetuar uma excelente ablação dos tecidos moles e têm um efeito hemostático adequado. Como tal, estes lasers têm sido geralmente aprovados para o tratamento de tecidos moles em periodontia e cirurgia oral[1]. No entanto, estes lasers não são úteis para o tratamento da superfície radicular ou do osso alveolar, devido à carbonização destes tecidos e aos efeitos secundários térmicos importantes no alvo e nos tecidos circundantes[54]. Até ao início da década de 90, a utilização de sistemas laser na terapia periodontal estava limitada a procedimentos em tecidos moles,

como a gengivectomia e a frenectomia[47], uma vez que a aplicação em tecidos duros periodontais se tinha revelado clinicamente pouco promissora.
Com base na aplicação de lasers em periodontia, pode ser amplamente dividida em

1. Aplicação em tecidos duros
2. Aplicação em tecidos moles

APLICAÇÃO EM TECIDOS DUROS

O osso é um excelente exemplo de tecido compósito, tendo tanto uma fase orgânica como inorgânica. O componente inorgânico compreende cerca de 55% do volume e contém relativamente pouca água. Assim, para conseguir a ablação óssea por laser, são geralmente necessárias definições de potência mais elevadas e tempos de exposição mais longos, aumentando o risco de danos colaterais nos tecidos.

Podem ser delineadas três zonas histológicas distintas no osso tratado com laser:

1) Uma zona de carvão superficial,
2) Uma zona intermédia de osso não vital danificado pelo calor, com lacunas vazias,
3) Uma zona profunda de osso normal[50,51].

Histologicamente, os espécimes tratados com laser-exibiram áreas de necrose térmica, agregados de material carbonizado e sequestro de osso necrótico rodeado por células gigantes multinucleadas, mas com pouco infiltrado de células inflamatórias. O invólucro ósseo com camadas superficiais de osteoide e a formação de novo osso foram observados em fases posteriores da cicatrização.

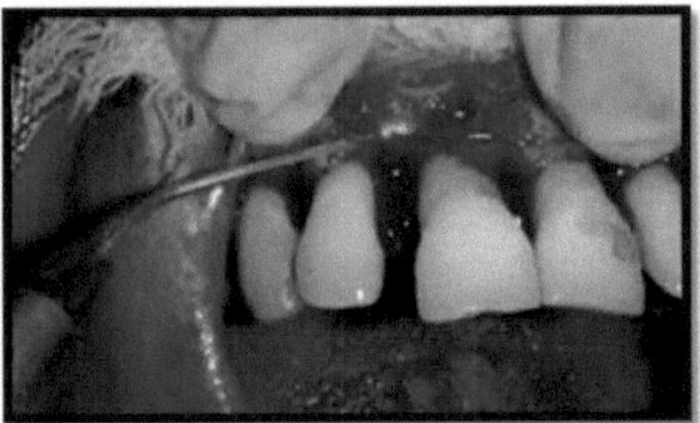

Fig:10

CIRURGIA ÓSSEA

O recontorno e a remodelação óssea fazem frequentemente parte da terapia cirúrgica periodontal para estabelecer a anatomia fisiológica do osso alveolar e para permitir um contorno gengival ótimo após a cirurgia. A utilização de lasers de érbio está a tornar-se cada vez mais popular na cirurgia óssea. Os lasers de érbio oferecem, em geral, maior precisão e melhor acesso do que os instrumentos mecânicos. Reduzem o risco de danos colaterais, especialmente quando comparados com instrumentos rotativos que podem ficar presos nos tecidos moles. Os lasers também melhoram o conforto dos doentes e dos cirurgiões, reduzindo significativamente o ruído e eliminando a vibração associada ao corte mecânico e à trituração do tecido ósseo. Para além disso, a ausência de vibração na peça de mão aumenta a precisão cirúrgica. No entanto, apesar das vantagens dos lasers em relação aos instrumentos mecânicos, alguns problemas continuam a impedir uma utilização mais alargada dos lasers na cirurgia óssea. Estes incluem a reduzida eficiência de corte dos lasers em comparação com os instrumentos mecânicos, a falta de controlo da profundidade e os efeitos do laser no tecido irradiado circundante.

APLICAÇÃO EM TECIDOS MOLES

O efeito de destruição dos tecidos quando a luz laser atinge os tecidos moles pode incluir o comprimento de onda do laser selecionado, a potência ou a saída de energia selecionada pelo médico, a forma de onda utilizada e as propriedades ópticas do tecido, incluindo o seu teor de água. Quando o laser atinge a superfície do tecido, a luz pode ser reflectida pela superfície, absorvida pelo tecido à superfície ou perto dela, espalhada pelo tecido ou transmitida aos tecidos subjacentes.[13] O comprimento de onda é certamente o fator mais importante na forma como a luz laser afecta o tecido mole. É o parâmetro qualitativo na determinação da destruição do tecido e é diferente para cada tipo de laser. O laser de C02 tem um comprimento de extinção na água (a profundidade na qual 90% da energia incidente é absorvida) de 0,30 mm. A composição dos tecidos moles orais é muito rica em água e influencia grandemente a profundidade de penetração do laser de C02. A nível celular, o teor de água no interior da célula é elevado para cerca de 100°C, provocando a vaporização do fluido celular e a consequente desintegração da célula. A cor e a estrutura do tecido mole têm apenas um efeito mínimo no feixe de laser de C02. Por conseguinte, a pigmentação do tecido não tem qualquer influência nos efeitos destrutivos do laser de dióxido de carbono. A ferida de laser em tecidos moles tem caraterísticas únicas que não se encontram em qualquer outra ferida criada cirurgicamente. Isto é especialmente verdade para a ferida criada pelo laser de C02, uma vez que este tem uma absorção quase completa na superfície do tecido oral. O resultado é uma ferida muito superficial; não é uma queimadura, e o dano térmico causado pela irradiação tem apenas alguns décimos de milímetro de profundidade. A desintegração celular causada pelo impacto não permite a libertação de mediadores químicos da inflamação, o que leva a uma resposta inflamatória aguda reduzida em comparação com feridas criadas com bisturi. Uma fina camada de colagénio desnaturado na superfície da ferida também reduz o grau de irritação dos tecidos devido aos fluidos orais e serve como penso impermeável. Além disso, existem poucos miofibroblastos na base da ferida durante a cicatrização (em comparação com as feridas com bisturi) e existe uma resistência à rutura das proteínas estruturais extracelulares ao laser e à lenta remoção e substituição da matriz residual. Todos estes factores conduzem a uma contração muito reduzida da ferida e a uma cicatrização mínima.[15]

Procedimentos nos tecidos moles gengivais

Atualmente, os lasers são geralmente aceites e amplamente utilizados como instrumento para o tratamento de tecidos moles [2]. As principais propriedades vantajosas dos lasers são a relativa facilidade de ablação dos tecidos, juntamente com uma hemostase eficaz e a eliminação de bactérias. A gengivectomia, a gengivoplastia e a frenectomia são os procedimentos mais populares efectuados com lasers[46]. Em comparação com o uso de um bisturi convencional, os lasers podem cortar, ablacionar e remodelar o tecido oral mais facilmente, sem sangramento ou com um mínimo de sangramento e pouca dor, bem como sem ou com poucas suturas. A cirurgia a laser ocasionalmente não requer anestesia local, ou apenas uma anestesia tópica. A cirurgia a laser produz menos dor com a incisão do tecido mole oral [61]. Pouca contração da ferida e cicatrização mínima são outras vantagens da cirurgia a laser que não são observadas na cirurgia com bisturi [32]. A menor dor pós-operatória nos pacientes também é frequentemente observada pelos clínicos.

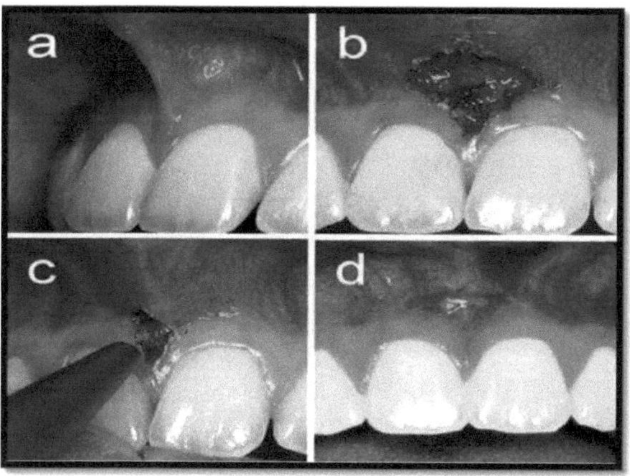

Fig:11 Frenectomia com laser

Dependendo da profundidade de penetração, o desempenho de cada laser nos tecidos moles é diferente. Com o laser de CO_2, as vantagens de desempenho são a vaporização rápida e simples dos tecidos moles com forte hemostase, o que produz um campo operatório limpo e não requer sutura [48]. O aumento gengival é uma indicação típica para o tratamento com laser de CO_2. O laser de CO_2 também é eficaz na realização de gengivoplastia para pequenas irregularidades teciduladas observadas após cirurgia periodontal e peri-implantar.

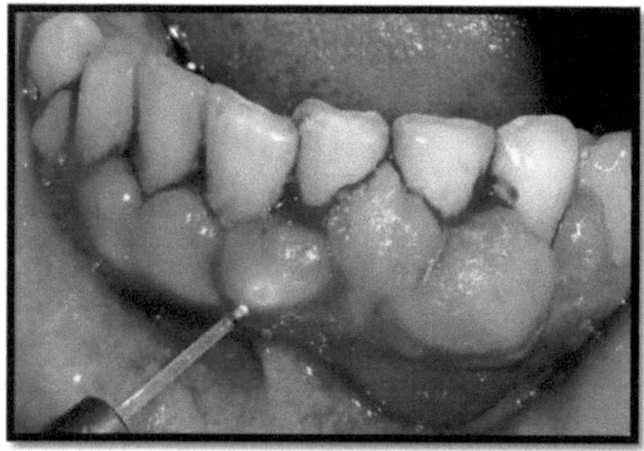

Fig:12 Tratamento do aumento da gengiva com laser de Co2

Procedimentos estéticos gengivais

Os lasers podem ser aplicados em procedimentos estéticos, como o recontorno ou a remodelação da gengiva e o alongamento de coroas. Com a utilização de alguns lasers, a profundidade e a quantidade de ablação de tecidos moles são controladas de forma mais precisa e delicada do que com instrumentos mecânicos. Em particular, o laser Er: YAG é muito seguro e útil para a gestão estética dos tecidos moles periodontais, porque este laser é capaz de ablacionar com precisão os tecidos moles utilizando várias pontas de contacto finas, e a cicatrização da ferida é rápida e favorável devido à alteração térmica mínima da superfície tratada.

A despigmentação é outra indicação para a utilização do laser em tratamentos estéticos. Os lasers de CO2, de díodo e Nd: YAG podem tratar eficazmente a pigmentação por melanina[41]. No entanto, em áreas de gengiva fina, estes lasers têm um risco de produzir ulceração gengival e recessão como resultado dos seus efeitos térmicos relativamente fortes e/ou profundamente penetrantes[4].

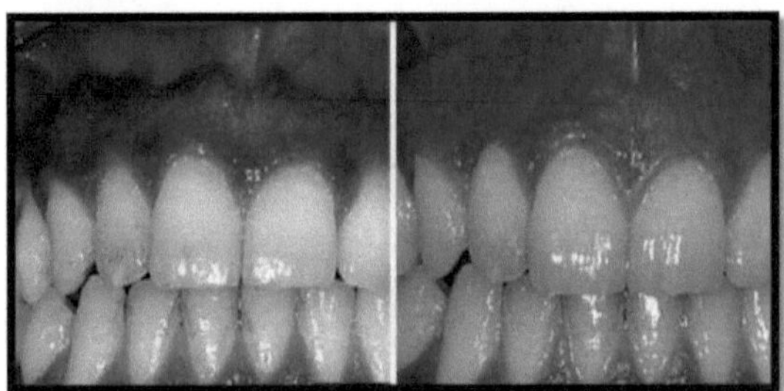

Fig. 13: Despigmentação gengival com laser

SEGURANÇA DOS LASERS

Se for corretamente utilizado por um operador experiente e numa área restrita, o laser é um instrumento muito seguro. Os fabricantes tomaram grandes medidas para proporcionar uma ampla margem de segurança nos produtos recomendados para utilização dentária, com mecanismos de segurança por defeito para eliminar a exposição acidental. No entanto, certas medidas de segurança devem ser rigorosamente respeitadas no consultório dentário.

Quando o laser estiver a ser utilizado para qualquer fim, o acesso ao laboratório deve ser restringido, deve ser afixado um sinal de aviso e todo o pessoal envolvido no tratamento, incluindo o doente, deve ter proteção ocular. Para o funcionamento do laser de Co2, são suficientes óculos de segurança normais com lentes transparentes. O doente deve usar óculos de segurança ou ter os olhos cobertos com gaze húmida se estiver sedado. As operações com laser Nd: YAG requerem lentes especiais verde-escuras para os óculos de segurança que protegem no espetro azul-verde. Também se deve ter cuidado perto de superfícies reflectoras, uma vez que o feixe de laser pode refletir-se nos espelhos ou instrumentos dentários e atingir outros locais intra-orais.

São necessárias normas de segurança adicionais para a prevenção de incêndios quando o laser é utilizado em conjunto com anestesia geral e devem ser revistas antes da sua utilização no bloco operatório[43]. A utilização de uma máscara cirúrgica e a evacuação a alta velocidade são essenciais para o controlo da infeção.

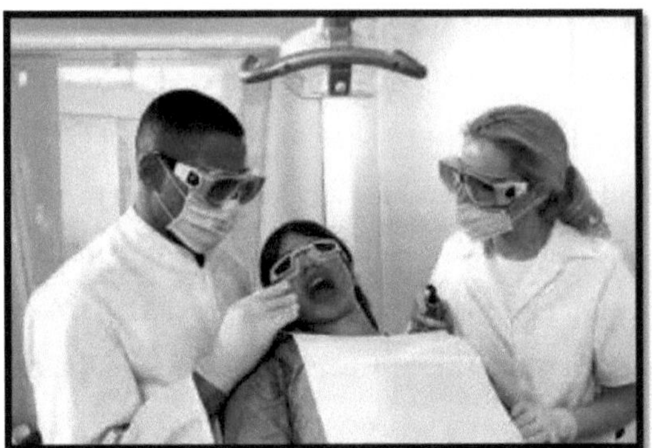

Fig:14 Vestuário de proteção pessoal

O Comité Ad Hoc da Sociedade Americana de Medicina e Cirurgia Laser fornece as seguintes orientações relativas aos perigos da pluma de laser:

1) Todo o pessoal que trabalha com laser deve considerar a pluma de laser como potencialmente perigosa, tanto em termos de partículas como de infecciosidade,
2) Devem ser sempre utilizados sistemas de aspiração por evacuador com elevado volume de fluxo e mudanças frequentes de filtro para recolher a pluma; a ponta do aspirador deve ser mantida a 2-5 cm do impacto do laser,
3) Durante a utilização do laser, todo o pessoal deve usar sempre óculos de proteção, máscaras, luvas e batas, assegurando que os óculos protegem contra salpicos, a máscara deve ter uma boa filtragem eficaz e as luvas devem ser de preferência de látex.

A segurança do laser deve também incluir a proteção da estrutura dentária adjacente ao local de impacto. Os efeitos da irradiação laser nas superfícies do esmalte ou da raiz podem ser prejudiciais quando o modo focado é utilizado para a ablação de tecidos moles. A colocação de um retractor periodontal entre o dente e a gengiva, tentando atingir a superfície num ângulo de 90", proporcionará a melhor proteção durante a remoção de tecidos moles.

VANTAGENS DOS LASERS

Devido às caraterísticas foto-físicas dos lasers, a irradiação laser apresenta fortes efeitos de ablação, hemostase, desintoxicação e bactericida no corpo humano.

Estes efeitos podem ser benéficos durante o tratamento periodontal, especialmente para o corte fino de tecidos moles, bem como no desbridamento de tecidos doentes. Assim, na terapia periodontal, o tratamento com laser pode servir como uma terapia alternativa ou adjuvante às abordagens mecânicas. Os sistemas laser introduzidos anteriormente apresentavam fortes efeitos térmicos secundários, provocando a fusão, fissuração e carbonização de tecidos duros, como a raiz e o osso. No entanto, os lasers Er: YAG e Er, Cr:YSGG, recentemente desenvolvidos, podem ablacionar os tecidos moles e duros de forma segura com irrigação de água e são aplicáveis a tratamentos periodontais como a destartarização, o desbridamento e a cirurgia óssea, tendo um efeito térmico mínimo. Assim, o grupo do laser de érbio demonstrou ser promissor como sistema laser para abordagens de tratamento periodontal em tecidos duros.

DESVANTAGENS DOS LASERS

Em primeiro lugar, o elevado custo financeiro de um aparelho de laser constitui um obstáculo significativo à utilização do laser pelos médicos periodontistas. Em segundo lugar, cada laser tem caraterísticas diferentes devido aos seus diferentes comprimentos de onda. Assim, os utilizadores de laser devem conhecer as caraterísticas fundamentais de cada laser. No entanto, apenas algumas instituições académicas fornecem formação adequada e sistemática sobre a utilização de lasers em medicina dentária. Por este motivo, é difícil para os utilizadores aprenderem todos os aspectos das técnicas e precauções necessárias para as tecnologias mais recentes. A irradiação incorrecta de dentes e bolsas periodontais por lasers pode danificar as superfícies do dente e da raiz, bem como o aparelho de fixação no fundo da bolsa. Devem também ser considerados os possíveis danos no osso subjacente e na polpa dentária.

RISCOS E PRECAUÇÕES NA UTILIZAÇÃO CLÍNICA DE LASERS

1. Precauções a ter antes e durante a irradiação

Utilização de óculos para proteção dos olhos. (doente, operador e assistentes)

Precauções contra a irradiação inadvertida e a reação de superfícies metálicas brilhantes.

Proteção da garganta e dos tecidos orais dos doentes fora do local de intervenção.

Controlo preciso por pedal.

Evacuação adequada a alta velocidade para capturar a pluma de laser.

2. Risco de lesões térmicas durante a interação com os tecidos

Compreensão da profundidade de penetração de cada laser.

Lesão térmica da superfície radicular, tecido gengival, polpa e tecido ósseo.

Utilização eficaz de água pulverizada para minimizar a produção de calor.

3. Risco de destruição excessiva de tecidos por ablação direta e efeitos secundários térmicos

Ablação excessiva das superfícies radiculares e do tecido gengival durante a irradiação da bolsa.

Destruição do aparelho de fixação no fundo dos bolsos durante a irradiação dos bolsos.

Alterações da superfície óssea e radicular durante a cirurgia dos tecidos moles gengivais ou a irradiação da bolsa.

REVISÃO DA LITERATURA

Robert Pick et al, em 1985[37] , realizaram um estudo de controlo de casos sobre a utilização de lasers de CO2 para o tratamento do aumento gengival causado pela terapêutica medicamentosa com fenitoína e concluíram que a gengivectomia a laser parece oferecer várias vantagens em relação à gengivectomia clássica para a remoção da gengiva hiperplásica. O estudo conclui dizendo que o laser de CO2 pode ser utilizado não só para condições hiperplásicas, mas também para incisões sem sangue, dissecções de espessura parcial e para a remoção de enxertos de tecido mole do palato, deixando uma ferida seca, evitando assim quaisquer complicações hemorrágicas pós-operatórias.

Michael Israel et al 1995 [38] efectuaram um estudo piloto para determinar a utilização do laser de dióxido de carbono no retardamento da migração epitelial. O objetivo deste estudo piloto era avaliar se a desepitelização com um laser de CO2 no momento da cirurgia do retalho e em intervalos de 10 dias durante os primeiros 30 dias de cicatrização tem o potencial de melhorar a formação de uma ligação de tecido conjuntivo. Os resultados mostraram que, em ambos os doentes, se formou epitélio juncional (EC) nos dentes de teste e de controlo. Em todos os dentes de controlo, o EC estendeu-se por todo o comprimento da raiz até à base do entalhe de referência. No lado de teste (tratado com laser) de um paciente, o entalhe foi preenchido com tecido conjuntivo e cemento de reparação limitada. Este achado não foi observado em nenhum dente de controlo.

Petra Wilder-Smith et al, em 1995[45], realizaram um estudo para descobrir os efeitos estruturais e térmicos da irradiação com laser de Nd: YAG e da planificação radicular na superfície da raiz. Os efeitos da irradiação com laser de Nd: YAG em raízes dentárias não tratadas e aplainadas foram investigados para determinar se um efeito de limpeza e/ou remoção da camada de smear layer poderia ser alcançado sem danos microestruturais ou térmicos concomitantes. Sessenta (60) dentes extraídos saudáveis não foram tratados, foram apenas irradiados, foram apenas aplainados ou foram irradiados e aplainados. As temperaturas intra-pulpar e de superfície foram monitorizadas durante a irradiação e, em seguida, foi efectuada a MEV. A eliminação da Smear layer foi conseguida sem induzir danos microestruturais nos tecidos duros a 5W, utilizando durações e intervalos de impulsos de 0,1 s, uma fluência de 0,77 J/cm2 e uma densidade de energia total de aproximadamente 700 J/cm2. No entanto, estes resultados não foram consistentes em todas as amostras. Com estes parâmetros, foram registados aumentos de temperatura intra-pulpar de 9 a 22°C e aumentos de temperatura superficial de 18 a 36°C. Assim, apesar da sua eficácia na remoção da smear layer, estes parâmetros podem não ser apropriados para utilização clínica como adjuvante da terapia periodontal convencional.

Hiroyasu Yamaguchi et al 1997[19] realizaram um estudo para descobrir o efeito da irradiação de um laser Erbium: YAG na superfície das raízes utilizando um microscópio eletrónico de varrimento (SEM) e para determinar a capacidade do laser para remover lipopolissacáridos (LPS). A espetrofotometria de infravermelhos foi utilizada para investigar os efeitos do laser sobre o LPS aplicado às pastilhas de dentina radicular. A quantidade da solução de LPS extraída foi determinada por espetrofotómetro a 405nm. O laser Er: YAG conseguiu remover 83,1% do LPS. Este estudo sugere que a irradiação com laser Er: YAG pode ser útil para o condicionamento radicular na terapia periodontal. No entanto, são necessários testes clínicos para estabelecer qual a utilidade, se é que existe alguma, do laser de Er: YAG como parte da terapia periodontal.

Cheing-Meei Liu et al 1999[7] realizaram um estudo para comparar o laser de Nd: YAG com a destartarização e o planeamento radicular na terapia periodontal em 52 locais amostrados e verificaram que houve uma melhoria clínica óbvia e uma redução increvicular de IL-1 β em todos os grupos. Os níveis de IL-1 β foram significativamente mais baixos no grupo SRP do que no grupo de terapia laser, o que demonstrou uma maior redução de IL-1 β do que a terapia laser isolada ou a terapia laser combinada com SRP.

Katia M.Sasaki et al 2002[27], realizaram uma análise em microscopia eletrónica de varrimento e espetroscopia de infravermelhos com transformada de Fourier para remoção de osso utilizando lasers de Er:YAG e CO2 e concluíram que a ablação por laser de Er:YAG produziu um sulco com dimensões semelhantes ao produzido pela perfuração com broca, enquanto o laser de CO2 produziu apenas uma linha carbonizada com remoção mínima de tecido:YAG apresentava bordos bem definidos e uma superfície sem smear layer com um aspeto carateristicamente rugoso e com tecido semelhante a fibrina aprisionado, e concluiu que a utilização da ablação por laser de Er:YAG pode tornar-se um método alternativo para a cirurgia óssea oral e periodontal.

Illiria S Feist et al 2003[44] realizaram um estudo sobre a adesão e o crescimento de fibroblastos gengivais humanos em cultura em superfícies radiculares periodontalmente afectadas tratadas com Er: YAG e concluíram que os fibroblastos gengivais humanos aderiram e cresceram em todas as superfícies tratadas e que a superfície tratada com irradiação laser Er: YAG de 60 mJ/pulso promoveu uma adesão e um crescimento mais rápidos do que as superfícies tratadas com planeamento radicular ou irradiação laser Er: YAG de 100 mJ/pulso.

Letica H et al em 2003[31] realizaram um estudo para comparar os efeitos dos tratamentos com laser Er: YAG e Diodo da superfície radicular na temperatura intrapulpar após a raspagem e planeamento radicular com instrumentos manuais em quinze dentes extraídos de raiz única. A temperatura foi monitorizada através de um termopar tipo T (cobre-constantan) posicionado na câmara pulpar para avaliar a temperatura pulpar durante e antes da irradiação, após o que os espécimes foram seccionados longitudinalmente, e as superfícies vestibulares e linguais de cada raiz foram analisadas por microscopia eletrónica de varrimento e o resultado revelou que não houve alterações morfológicas significativas, tais como carbonização, fusão ou derretimento em nenhum dos grupos, embora os espécimes fossem mais irregulares no grupo do laser Er:YAG. O estudo conclui que a aplicação dos lasers Er:YAG e de diodo nos parâmetros utilizados não induziu altas temperaturas pulpares. As irregularidades da superfície radicular foram mais pronunciadas após a irradiação com um laser de Er: YAG do que com um laser de díodo.

Roberto C et al em 2007 [53] realizaram um estudo de acompanhamento de 2 anos em boca dividida para comparar os efeitos do laser Er:YAG com o raspador ultrassónico no tratamento periodontal e não mostraram diferenças significativas entre os grupos de teste e de controlo para o ganho de CAL em bolsas de 1 a 4 mm; foram encontradas diferenças estatisticamente significativas entre os grupos de teste e de controlo em bolsas de 5 a 6 mm e concluíram que o tratamento periodontal com laser Er:YAG resultou em melhorias estatisticamente significativas no ganho de PD e CAL em comparação com o tratamento com raspador ultrassónico no acompanhamento de 2 anos, especialmente em bolsas moderadas e profundas.

Daniel Simões A. Rosa em **2007**[12] realizou uma série de casos sobre o Tratamento Estético da Hiperpigmentação da Melanina Gengival com Laser Er: YAG em cinco pacientes com pigmentação da melanina gengival. A irradiação foi realizada a 64,0 mJ/pulso (8,5 J/cm2 por pulso) e 10 Hz sob spray de água no modo de contacto. Os parâmetros clínicos, tais como hemorragia, inchaço, vermelhidão e cicatrização, foram avaliados imediatamente após a cirurgia e 24 horas, 1 e 4 semanas, e 3 meses depois. Foi utilizada uma escala visual analógica para avaliar o nível de dor sentido. Os resultados mostraram que o laser Er: YAG ablacionou eficazmente o tecido epitelial que continha pigmentação de melanina. Ao fim de uma semana, a gengiva mostrou uma epitelização rápida com um aspeto saudável em todos os casos. Às 2 semanas, a gengiva mostrou uma cicatrização satisfatória com uma melhoria significativa da cor e recuperação da espessura do tecido. Ao 1 mês, observou-se uma cicatrização completa; após a avaliação aos 3 meses, não se observou qualquer deformidade ou recessão gengival. No entanto, houve uma ligeira recidiva num caso. Concluindo, a remoção da pigmentação de melanina gengival pode ser efectuada com segurança com o laser Er: YAG, resultando numa melhoria esteticamente significativa da descoloração gengival.

Manal M. Azzeh, em 2007[33] , efectuou uma série de casos sobre o tratamento da hiperpigmentação gengival com laser de érbio dopado, ítrio, alumínio e granada para fins estéticos em 6 pacientes brancos que se queixavam de hiperpigmentação gengival castanha escura a preta: Yttrium, Aluminum, and Garnet Laser for Esthetic Purposes em 6 pacientes brancos que se queixavam de ter hiperpigmentação gengival castanha escura a preta. A ablação por laser foi efectuada com um laser de erbium-dopado: ítrio, alumínio e granada (Er: YAG) (definições: 250 mJ, 15 Hz, com água e ar e utilizando o modo desfocado) sem utilizar anestesia tópica ou local. Cada doente necessitou de cerca de 20 a 25 minutos para a realização do procedimento. Passados 4 dias, foi efectuada nova ablação laser (com as mesmas configurações anteriores) para garantir bons resultados. Os doentes foram avaliados um mês após a conclusão do tratamento e semestralmente. O período de acompanhamento variou entre 6 e 18 meses. Os resultados mostraram que, em todos os doentes, não se registaram complicações de desconforto, dor ou hemorragia no intra-operatório ou nos 4 dias de pós-operatório. As feridas ablacionadas cicatrizaram quase completamente em 4 dias. Não se registou qualquer recorrência de hiperpigmentação gengival durante os períodos de acompanhamento. Os resultados alcançados foram satisfatórios para os pacientes e para o operador. Tendo em conta as vantagens da utilização de lasers, parece que a despigmentação da gengiva hiperpigmentada com melanina pelo laser Er: YAG é um procedimento fiável e satisfatório. Os resultados estéticos foram satisfatórios para os pacientes e para o operador, e não se registou qualquer repigmentação durante o período de acompanhamento.

Stephanie L. Mullins em 2007 [55] realizou um estudo piloto para encontrar os efeitos microbiológicos subgengivais da irradiação única por laser de CO2, em pacientes com periodontite crónica. As bolsas periodontais com uma profundidade média de sondagem de 5,5 - 0,8 mm foram irradiadas uma vez por laser de CO2 (comprimento de onda de 10.600 nm) a uma potência de 2,2 W, 50 Hz, uma duração de pulso de 80 milissegundos e uma taxa de exposição de 1 mm por 5 segundos. A análise do ADN de oito bactérias periodontais foi realizada em amostras recolhidas de locais tratados com laser e de locais de controlo antes e imediatamente após o tratamento e foi comparada entre grupos. O resultado mostrou que o exame SEM dos espécimes do grupo de teste mostrou danos térmicos nos tecidos moles em três dos 17 espécimes. Os resultados microbiológicos dos locais de controlo indicaram que 90,6% das contagens bacterianas permaneceram iguais, 6% aumentaram e 3% diminuíram. No grupo de teste, 71,25% das análises de contagem bacteriana para os oito micróbios periodontais diferentes permaneceram iguais, 12,50% aumentaram e 16,25% diminuíram. A utilização única do laser de CO2 3 nas bolsas periodontais não esterilizou nem reduziu substancialmente as populações bacterianas subgengivais em comparação com os controlos negativos.

Beatriz M.V. Lopes et al em 2008[5] realizaram um estudo sobre os efeitos clínicos e imunológicos a curto prazo da destartarização e alisamento radicular com laser Er: YAG em Periodontite crónica em vinte e um indivíduos com bolsas de 5 a 9mm em locais não adjacentes. Num desenho de boca dividida, cada local foi aleatoriamente atribuído a um grupo de tratamento: SRP e laser (SRPL), apenas laser (L), apenas SRP (SRP), ou sem tratamento (C). Foram avaliados o índice de placa (PI), o índice gengival (IG), a hemorragia à sondagem (BOP) e os níveis de interleucina (IL)-1b no fluido crevicular. Concluiu-se que a irradiação com laser de Er: YAG pode ser usada como adjuvante no tratamento de bolsas periodontais, embora um ganho significativo de CAL tenha sido observado com SRP sozinho e não com o tratamento a laser.

Dagmar et al em 2009[11] numa revisão sistemática sobre o efeito de um laser de Nd: YAG pulsado na terapia periodontal não cirúrgica pode servir como um tratamento alternativo ou adjuvante à terapia mecânica convencional em periodontia. O objetivo do estudo foi avaliar, de forma sistemática, os efeitos da utilização de um laser de Nd: YAG pulsado no tratamento inicial de pacientes com periodontite. A eficácia desta técnica foi comparada com a terapia convencional (ultra-sons e/ou instrumentação manual) na remoção de placa bacteriana, bem como na melhoria de parâmetros clínicos, como a inflamação periodontal e a profundidade de sondagem e concluiu-se que a maioria dos estudos analisados não mostrou qualquer efeito benéfico do laser de Nd: YAG pulsado em comparação com a terapia convencional (ultra-sons e/ou instrumentação manual) no tratamento inicial de pacientes com periodontite. O laser de Nd: YAG pulsado foi avaliado como monoterapia e como adjuvante do tratamento periodontal não cirúrgico, a eficácia foi determinada pela extensão da remoção da placa bacteriana e pela redução da inflamação periodontal e a revisão da literatura sugere que não existem provas que sustentem a superioridade do laser de Nd: YAG em relação às modalidades tradicionais de terapia periodontal.

Calo Galli et al, em 2009[6] , efectuaram um novo estudo de modelo in vitro para determinar o efeito das modificações da dentina induzidas por laser em fibroblastos periodontais e osteoblastos em discos de dentina padronizados disponíveis comercialmente em diferentes configurações e mediram a proliferação celular após 6, 12, 24 e 48 horas de cultura e concluíram que os discos de dentina fornecem uma ferramenta padronizada e útil para estudar as modificações da superfície da dentina in vitro. As alterações induzidas pelo laser produziram um ambiente menos favorável para a adesão ou crescimento celular, e a dentina tratada pareceu ser mais adequada para a adesão de PLF.

Marco G et al em 2009[34] efectuaram uma avaliação in vitro dos efeitos da irradiação com laser Nd:YAG de baixa intensidade na reação inflamatória provocada por polissacárido labial bacteriano aderente a implantes dentários de titânio, utilizando discos de titânio revestidos *com* LPS *de Porphyromonas gingivalis*, e examinaram a produção de citocinas inflamatórias e a expressão de marcadores morfológicos e moleculares de ativação celular, tendo-se verificado uma redução significativa da produção de óxido nítrico induzida por LPS e da ativação celular pelos macrófagos e uma forte atenuação da expressão da molécula de adesão intercelular-1 e da molécula de adesão celular vascular, bem como a produção de interleucina-8 pelas células endoteliais e concluíram que a irradiação com laser Nd:YAG pode ser vista como uma ferramenta promissora para o tratamento terapêutico da peri-implantite.

Alparslan Dilsiz et al, em 2010[3], efectuaram um estudo sobre a utilização combinada do laser de Nd: YAG e das proteínas da matriz do esmalte no tratamento de 42 defeitos periodontais infra-ósseos atribuídos a uma cirurgia de retalho de acesso com aplicação do laser de Nd: YAG e os resultados mostraram que houve uma diminuição da profundidade de sondagem e um aumento do nível de fixação clínica, concluindo que houve uma melhoria dos parâmetros clínicos .

I. Stephen Brown, em 2013 (21), realizou uma série de casos sobre os avanços actuais na utilização de lasers na terapia periodontal como novos procedimentos de fixação assistidos por laser e apresentou seis casos clínicos que ilustram resultados favoráveis. Todos os casos do estudo avaliaram a mobilidade e outras manifestações de patologia oclusal. A oclusão foi cuidadosamente tratada e gerida utilizando uma combinação de procedimentos e os resultados da utilização do laser Nd: YAG sugerem que o laser constitui uma alternativa viável à terapia periodontal tradicional. A aplicação correta do laser demonstrou reduzir a hemorragia, o inchaço e o desconforto.

Walter Dukic et al, em 2013[56] , realizaram um estudo clínico aleatório para determinar a eficácia clínica da terapia com laser de Diodo como adjuvante do tratamento periodontal não cirúrgico em 55 pacientes com periodontite crónica, utilizando o estudo de boca dividida. A SRP foi realizada utilizando um dispositivo sónico e instrumentos manuais. A terapia com laser de Diodo foi aplicada nas bolsas periodontais nos dias 1, 3 e 7 após a SRP. Os resultados mostraram que o grupo do laser mostrou apenas um ganho significativo de DP em bolsas moderadas durante a linha de base até às 18 semanas.

Olga D. Flecha et al em 2013[44] realizaram um ensaio clínico controlado, randomizado, duplamente mascarado e de não inferioridade para tratar a hipersensibilidade dentinária comparando cianoacrilato e lasers, onde 216 dentes foram tratados com laser e 216 com cianoacrilato e ambos os grupos mostraram redução significativa na DH: Concluiu-se que o cianoacrilato é tão eficaz quanto o laser de baixa intensidade na redução da DH. Além disso, é um procedimento mais acessível e de baixo custo e pode ser usado com segurança no tratamento da DH.

James Milano et al, em 2014[(26)], numa revisão sistemática e meta-análise dos resultados clínicos da utilização de lasers para a desintoxicação da superfície peri-implantite, incluíram sete ensaios clínicos prospectivos em humanos e dois estudos em animais. Em quatro e três estudos humanos, os lasers foram acompanhados por tratamentos cirúrgicos e não cirúrgicos, respetivamente. As meta-análises mostraram uma diferença média ponderada global de 0,00 mm (intervalo de confiança de 95% = 0,18 a 0,19 mm) de redução da DP entre os grupos de tratamento com laser e convencional (P = 0,98) para a intervenção não cirúrgica. Em estudos com animais, os implantes de superfície rugosa tratados com laser apresentaram uma maior percentagem de contacto osso-implante do que os implantes de superfície lisa. Num acompanhamento a curto prazo, os lasers resultaram numa redução semelhante da DP quando comparados com os métodos convencionais de descontaminação da superfície dos implantes.

Marco Giannelli et al, em 2014[36], realizaram um ensaio clínico randomizado de boca dividida sobre a avaliação comparativa da eficácia fotoablativa do laser Er: YAG e do laser de Diodo para o tratamento da hiperpigmentação, em que tanto o laser de Diodo como o laser Er: YAG apresentaram excelentes resultados. No entanto, o laser de Er: YAG induziu uma lesão mais profunda do tecido gengival do que o laser de díodo, avaliada pela hemorragia aquando da cirurgia, pelo atraso na cicatrização e pela análise histopatológica. A utilização do laser de díodo apresentou vantagens adicionais em comparação com o Er: YAG em termos de menor desconforto e dor pós-operatória. Em conclusão, o estudo destaca a eficácia do laser de díodo para a desepitelização fotoablativa da gengiva hiperpigmentada. Sugere-se que este laser pode representar uma opção terapêutica eficaz e segura para a fotoablação gengival.

Naomi-Trang Nguyen et al, em 20 15 [42], realizaram um ensaio clínico aleatório sobre a terapia não cirúrgica adjuvante de bolsas periodontais inflamadas durante a terapia de manutenção utilizando laser de díodo e mostraram que os locais tratados com SRP + L e SRP isoladamente resultaram em reduções estatisticamente significativas na PD e BOP e ganhos em CAL. Estas alterações não foram significativamente diferentes entre as duas terapias. Da mesma forma, as diferenças nos níveis de IL 1b do GCF entre a SRP + L e a SRP isolada não foram estatisticamente significativas. Concluindo, em pacientes de manutenção periodontal, a SRP + L não melhorou os resultados clínicos em comparação com a SRP isolada no tratamento de locais afectados com DP de J5 mm.

Marco Giannelli em 2017[35] realizou um estudo in vitro para aceder à biocompatibilidade pós-tratamento com células osteogénicas utilizando laser Er:YAG e scalers ultrassónicos em superfícies de titânio revestidas com dióxido de titânio contaminadas com placa subgengival e o estudo mostra que um scaler ultrassónico com ponta metálica é menos eficiente do que a irradiação Er:YAG de alta energia para remover a placa e a camada de TiO2 em discos anodizados, embora ambos os procedimentos pareçam capazes de restaurar uma condutividade Osseo adequada das superfícies tratadas.

DISCUSSÃO

A doença periodontal, uma doença inflamatória causada por bactérias oportunistas que residem na cavidade oral, provoca uma rutura periodontal. Atualmente, a terapia periodontal envolve não só a paragem do processo da doença, mas também a regeneração dos tecidos perdidos durante o processo da doença. A intervenção deve ser efectuada com as modalidades de tratamento disponíveis. Terapia não cirúrgica (ou seja, raspagem e planeamento radicular.

[A SRP continua a ser uma parte essencial da terapia periodontal. Na SRP, o desbridamento da superfície da goteira da doença com diferentes instrumentos manuais e ultra-sónicos é realizado para facilitar a reinserção periodontal. Além disso, são efectuadas outras técnicas não cirúrgicas e cirúrgicas, como curetagem subgengival, gengivectomia, retalho de Wid man modificado e retalho posicionado apicalmente, para reduzir a profundidade de sondagem (PD) e aumentar o nível de inserção clínica (CAL). Independentemente da modalidade de tratamento, a terapia periodontal cirúrgica está frequentemente associada a dor e desconforto.

Na última década, a utilização de lasers (amplificação da luz por emissão estimulada de radiação) tem ocupado parte do diálogo entre a periodontologia e a cirurgia oral devido às várias vantagens propostas. Na área da periodontologia, foi demonstrado que a utilização do laser como adjuvante da terapia não cirúrgica melhora a cicatrização periodontal; no entanto, continua a ser uma questão de debate. As vantagens em relação às cirurgias periodontais convencionais incluem a ablação, a vaporização, a hemostase, a esterilização da bolsa e a redução da morbilidade. Os lasers também são vantajosos em muitos aspectos para o tratamento periodontal, como o desbridamento eficaz da superfície radicular.[9]

Os lasers utilizados nesta área incluem:

- CO2;
- Neodímio: Ítrio-Alumínio-Garnet (Nd: YAG);
- Érbio: Ítrio-Alumínio-Garnet (Er: YAG); e
- Lasers de díodo.

O laser Er: YAG[16] (ERL) tem sido considerado o mais promissor para o tratamento periodontal. Foi demonstrada a sua capacidade para ablacionar eficazmente o cálculo dentário sem sobreaquecer os tecidos adjacentes, tendo alguns estudos apontado mesmo para um ganho significativo de CAL em conjunto com o tratamento periodontal não cirúrgico. Sistemas laser como o CO2, díodo e Nd: YAG[4] têm sido utilizados para procedimentos nos tecidos moles orais (gengivectomia ou frenectomia). Os lasers de CO2 têm sido utilizados com sucesso como ferramenta adjuvante para desepitelizar o retalho mucoperiostal durante a cirurgia tradicional de retalho[47]. O tratamento com laser, isoladamente ou em combinação com o tratamento mecânico (SRP), produziu resultados clínicos positivos no que respeita ao ganho de CAL, diminuição da DP e diminuição da hemorragia à sondagem (BOP). Foram demonstrados resultados semelhantes com a utilização de ERL a médio prazo em dentes com periodontite crónica (PC), e os resultados alcançados podem ser mantidos durante um ano. O laser Nd: YAG pulsado foi incorporado em protocolos que tentam regenerar o osso alveolar perdido, o cemento, o ligamento periodontal (PDL) e a ligação do tecido conjuntivo à volta dos dentes naturais. Um protocolo semelhante é também utilizado em locais de implantes comprometidos, numa tentativa de regenerar o osso de suporte.

A irradiação laser, a baixo nível, estimula as células dos tecidos circundantes e resulta na redução da inflamação, maior regeneração dos tecidos, melhor fixação dos tecidos e até aumento do fluxo linfático, bem como menos dor pós-operatória, uma vez que os feixes dispersos penetram nas bolsas. Superfícies radiculares lisas e fiat com túbulos dentinários selados, bem como a eliminação de bactérias, podem ser obtidas usando lasers de CO2 (em modo pulsado desfocado com potência de 2W), que por sua vez aumentam a fixação de fibroblastos. Um laser de díodo com comprimento de onda de 810 ou 910 a 980 nm é uma configuração útil para o tratamento de tecidos moles (coagulação e corte da gengiva ou da mucosa oral, desbridamento sulcular) e tem efeitos antibacterianos. É de salientar que os lasers de CO2, Nd:YAG e de díodo não são eficazes no tratamento ou tratamento de superfícies de tecidos duros em termos de remoção de cálculos. Em contrapartida, o ERL tem a capacidade de eliminar eficazmente o cálculo dentário sem provocar danos térmicos nos tecidos adjacentes. O ERL tem um comprimento de onda de 2.940 nm, próximo do coeficiente de absorção da água, o que o torna seguro e isento de efeitos térmicos secundários.

A gengivectomia, a gengivoplastia e a frenectomia são os procedimentos mais populares efectuados com laser[46]. Em comparação com a utilização de um bisturi convencional, os lasers podem cortar, ablacionar e remodelar os tecidos moles orais mais facilmente, sem hemorragia ou com hemorragia mínima e pouca dor, bem como sem ou com poucas suturas. Por vezes, a cirurgia a laser não requer anestesia local ou apenas uma anestesia tópica. A cirurgia a laser produz menos dor com a incisão nos tecidos moles orais[61]. A gengivectomia, a gengivoplastia e a frenectomia são os procedimentos mais populares efectuados com laser[46]. Em comparação com o uso de um bisturi convencional, os lasers podem cortar, ablacionar e remodelar o tecido mole oral mais facilmente, com nenhum ou mínimo sangramento e pouca dor, bem como nenhuma ou poucas suturas. Por vezes, a cirurgia a laser não requer anestesia local ou requer apenas uma anestesia tópica. A cirurgia a laser provoca menos dor na incisão dos tecidos moles orais [61]

A segurança do laser é outro aspeto que deve ser tido em conta. É obrigatório ter conhecimentos adequados sobre a utilização de lasers, os seus efeitos perigosos nos tecidos biológicos e as precauções a tomar antes da utilização de lasers. A utilização de óculos de proteção para o doente e os operadores deve ser seguida, uma vez que a luz laser pode causar efeitos nos olhos. Todas as superfícies reflectoras devem ser evitadas na sala de operações e deve ser seguido o protocolo de assepsia.

RESUMO E CONCLUSÃO

Em resumo, a aplicação de lasers tem sido reconhecida como uma abordagem adjuvante ou alternativa na terapia periodontal e peri-implantar. A cirurgia dos tecidos moles é uma das principais indicações dos lasers. Os lasers de CO2, Nd: YAG, díodo, Er: YAG e Er, Cr: YAG são geralmente aceites como ferramentas úteis para estes procedimentos. Os tratamentos com laser demonstraram ser superiores às abordagens mecânicas convencionais no que respeita à facilidade de ablação, descontaminação e hemostase, bem como a uma menor dor cirúrgica e pós-operatória na gestão dos tecidos moles. Espera-se que o laser ou a terapia de bolsas assistida por laser se torne uma nova modalidade técnica em periodontia. O laser Er: YAG é o mais promissor para o desbridamento da superfície radicular, como a remoção de cálculos e a descontaminação. Relativamente à utilização de lasers para cirurgia óssea, os lasers de CO2 e Nd: YAG são considerados inadequados devido à carbonização e degeneração dos tecidos duros. Atualmente, o laser Er:YAG é seguro e eficaz para a cirurgia óssea periodontal quando utilizado concomitantemente com a irrigação com água. A aplicação de lasers também tem sido considerada na terapia com implantes. Com base em relatórios anteriores, os lasers, especialmente o laser Er:YAG, são promissores como tratamento alternativo no tratamento da peri-implantite. São encorajados mais estudos para compreender mais pormenorizadamente os efeitos dos lasers nos tecidos biológicos, incluindo o periodonto, de modo a garantir a sua aplicação segura e eficaz durante o tratamento periodontal.

BIBLIOGRAFIA

1. AAP (Academia Americana de Periodontologia). O Comité de Investigação, Ciência e Terapia da Academia Americana de Periodontologia, Gottsegen R, AmmonsWF. Lasers in Periodontics (documento de posição). Chicago: AAP, 1991: 1 - 5.
2. AAP. O Comité de Investigação, Ciência e Terapia da Academia Americana de Periodontologia: Lasers in periodontics (relatório da Academia), da autoria de Cohen RE e Ammons WF, revisto por Rossman JA. J Periodontol 2002: 73: 1231-1239
3. Alparslan Dilsiz, Varol Canakci, e Tugba Aydin. O uso combinado de laser Nd:YAG e proteínas da matriz do esmalte no tratamento de defeitos infra-ósseos periodontais.J Periodontol 2010; 81:14111418.
4. Atsawasuwan P, Greethong K, Nimmanon V. Tratamento da hiperpigmentação gengival para fins estéticos com laser Nd:YAG: relato de 4 casos. J Periodontol 2000: 71: 315 -321
5. Beatriz M.V. Lopes,Rosemary Adriana C. Marcantonio,Gloria M.A. Thompson, Lucia H.M. Neves,and Leti cia H. Theodoro. Efeitos Clínicos e Imunológicos de Curto Prazo da Raspagem e Planejamento Radicular com Laser Er:YAG na Periodontite Crônica.J Periodontol 2008; 79:1158-1167.
6. Carlo Galli, Giovanni Passeri, Antonio Cacchioli, Giacomo Gualini, Francesca Ravanetti, Erida Elezi e Guido M. Macaluso.Effect of Laser-Induced Dentin Modi fi cations on Periodontal Fibroblasts and Osteoblasts: Um novo modelo in vitro. J Periodontol 2009; 80:1648-1654.
7. Cheing Meei Liu, Lein -Tuan Hou, Man-Ying Wong, Wan-Hong Lan. Comparação entre o laser Nd:YAG e a destartarização e planeamento

radicular na terapia periodontal. J Periodontol 1999; 70: 1276-1282.

8. Clayman L, Kuo P. Lasers in Maxillofacial Surgery and Dentistry. New York: Thieme, 1997: 1 -9.
9. Coluzzi DJ. Fundamentos dos lasers dentários: Ciência e instrumentos. Dent Clin North Am 2004; 48:75170, v.
10. Coluzzi DJ. Lasers e curetagem de tecidos moles: Uma atualização. Compend Contin Educ Dent 2002; 23:1104
1 1. Dagmar E Slot, Aart A. Kranendonk, Spiros Paraskevas et al. O efeito de um laser Nd: YAG pulsado no tratamento da terapia periodontal não cirúrgica Periodontol 2009; 80:1041-1056.
11. Daniel Simoes A. Rosa, Ana Cecilia Correa Aranha,Carlos de Paula Eduardo, e Akira Aoki. Tratamento Estético da Hiperpigmentação da Melanina Gengival com Laser Er:YAG: Observações clínicas de curto prazo e acompanhamento dos pacientes. J Periodontol 2007;78: 2018-2025.
12. Epstein SR. Curetagem revisitada: terapia laser. Prac Periodont Aesthet Dent 1992: 4: 27-32.
13. Finkbeiner RL. Os resultados de 1328 bolsas periodontais tratadas com o laser de árgon: Termólise selectiva de bolsas. J Clin Laser Med Surg 1995; 13:273-81
14. Fisher SE, Frame JW, Browne RM, Tranter MD. Um estudo histológico comparativo da cicatrização de feridas após o laser de C02 e a excisão cirúrgica convencional da mucosa bucal canina. Arch Oral Biol 1983: 28: 287-29.
15. Frentzen M, Hoort HJ. O efeito da irradiação Er: YAG no esmalte e na dentina. J Dent Res 1992; 71:571

16. Goldman L, Hornby P, Meyer R, Goldman B. Impacto do laser na cárie dentária. Nature 1964: 203: 417.
17. Hale GM, Querry MR. Constantes ópticas da água na região de comprimento de onda de 200 nm a 200 lm. Appl Optics 1973: 12: 555 - 563.
18. Hiroyasu Yamaguchi, Kazuyuki Kobayashi, Reiko Osada, Ei-ichi Sakuraba, Tsuneo Nomura, Takashi Arai, e Jiro NakamuraEfeitos da Irradiação de um Laser Erbium: YAG Laser nas superfícies radiculares.J Periodontol 1997; 68:1151-1155.
19. Hossain M, Nakamura Y, Yamada Y, Kimura Y, Matsumoto N, Matsumoto K. Efeitos da irradiação laser ErCr: YSGG em esmalte e dentina humanos: Ablação e estudos morfológicos. J Clin Laser Med Surg 1999; 17:155-9.
20. I. Stephen Brown. Avanços actuais na utilização de lasers na terapia periodontal: Uma série de casos de procedimentos de novos acessórios assistidos por laser. Clin Adv Periodontics 2013; 3:96-104.
21. Iliria S. Feist, Giorgio De Micheli, Silvia R S Carneiro, Carlos P Eduardo, Sueli P H Miyagi. Adesão e crescimento de fibroblastos gengivais humanos cultivados em superfícies radiculares periodontalmente envolvidas tratadas com Er: YAG. .J Periodontol 2003; 74:13681375.
22. Ishikawa I, Aoki A, Takasaki AA. Aplicação clínica do laser de érbio em periodontologia. J Int Acad Periodontol 2008: 10: 22 -30.
23. Ishikawa I, Sculean A. Medicina dentária a laser em periodontia. In: Gutknecht N, editor. 1º Workshop Internacional de Medicina Dentária Baseada em Evidências sobre Lasers em Medicina Dentária. Vaals, Países Baixos: Quintessence Publishing Co., 2007: 115 -128. 58.

24. Ivonne G. Centty, Lawrence W. Blank, Bernard A. Levy, Elaine Romberg e Douglas M. Barnes. Laser de dióxido de carbono para desepitelização de retalhos periodontais. J Periodontol 1997; 68:763-769.
25. James Mailoa, Guo-Hao Lin, Hsun-Liang Chan, Mark MacEachern e Hom-Lay Wang. Resultados clínicos da utilização de lasers para a desintoxicação da superfície peri-implantite: Uma Revisão Sistemática e Meta-análise. J Periodontol 2014; 85:1194-1202.
26. Katia M Sasaki, Akira Aoki, Shizuko Ichinose, Toshiaki Yoshino. Análise por microscopia eletrónica de varrimento e espetroscopia de infravermelhos com transformada de Fourier da remoção óssea com lasers de Er: YAG e CO2. J Periodontol 2002; 73: 643-652.
27. Kinersly T, Jarabak JP, Phatak NM, DeMent J. Efeitos do laser nos tecidos e materiais relacionados com a medicina dentária. J Am Dent Assoc 1965: 70: 593 -600
28. Kutsch VK. Iluminação de cáries dentárias com o laser de árgon. J Clin Laser Med Surg 1993; 11:323
29. L. Schawlow e C. H. Towns Infrared and optical Nature, vol. 187, pp. 493-494; agosto de 1960.
30. Latica H. Theodoro, Patricia Haypek, Luciano Buchmann, Valdir G. Garcia et at. Efeito da irradiação dos lasers Er: YAG e Diodo na superfície radicular: Análise Morfológica e Térmica. J Periodontol 2003; 74:838-843.
31. Luomanen M, Meurman JH, Lehto VP. Matriz extracelular na cicatrização de feridas de incisão com laser de CO2. J Oral Pathol 1987: 16: 322-331.
32. Manal M. Azzeh. Tratamento da Hiperpigmentação Gengival por Laser

de Érbio-Dopado: Yttrium, Aluminum, and Garnet Laser for Esthetic Purposes.J Periodontol 2007; 78:177-184.

33. Marco Giannelli,Daniele Bani, Alessia Tani,Alessandro Pini, Martina Margheri,Sandra Zecchi-Orlandini,Paolo Tonelli, and Lucia Formigli.Avaliação in vitro dos efeitos da irradiação com laser Nd:YAG de baixa intensidade na reação inflamatória provocada por lipopolissacarídeos bacterianos aderentes a implantes dentários de titânioJ Periodontol 2009; 80:977-984.
34. Marco Giannelli, Daniele Bani, Alessia Tani, Fabrizio Materassi, Flaminia Chellini, e Chiara Sassoli.Efeitos de um laser de Erbium: Yttrium- AluminumGarnet Laser e um aparelho de ultra-sons em superfícies de titânio revestidas com dióxido de titânio contaminadas com placa subgengival: Um estudo in vitro para avaliar a biocompatibilidade pós-tratamento com células osteogénicas Periodontol 2017; 88:12111220.
35. Marco Giannelli, Lucia Formigli, e Daniele Bani.Avaliação comparativa da eficácia foto ablativa do laser de Erbium: Yttrium-AluminumGarnet e Laser de Diodo para o Tratamento da Hiperpigmentação Gengival. Um ensaio clínico aleatório de boca dividida. J Periodontol 2014; 85:554-561.
36. Melcer J, Chaumette MT, Melcer F, Dejardin J, Hasson R, Merard R, Pinaudeau Y, Weill R. Tratamento da cárie dentária por feixe de laser de CO2: resultados preliminares. Lasers Surg Med 1984: 4: 311 - 321.
37. Miaman TH, Stimulated optical radiation in ruby laser (Radiação ótica estimulada no laser de rubi). Nature 1960; 187:493-494.
38. Michael Israel, Jeffrey A. Rossmann/ e Stuart J. Froum. Utilização do laser de dióxido de carbono para retardar a migração epitelial: Um estudo

piloto histológico em humanos utilizando relatos de casos.J Periodontol: 1995; 66:197-204.

39. Moritz A, Gutknecht N, Doertbudak O, Goharkhay K, Schoop U, Schauer P, et al. Redução bacteriana em bolsas periodontais através da irradiação com um laser de díodo: Um estudo piloto. J Clin Laser Med Surg 1997; 15:33-7.
40. Nakamura Y, Hossain M, Hirayama K, Matsumoto K. Um estudo clínico sobre a remoção da pigmentação da melanina gengival com o laser de CO2. Lasers Surg Med 1999: 25: 140-147
41. Naomi-Trang Nguyen, Matthew R. Byarlay, Richard A. Reinhardt, David B. Marx, Trudy A. Meinberg e Wayne B. Kaldahl. Adjunctive Non-Surgical Therapy of Inflamed Periodontal Pockets During Maintenance Therapy Using Diode Laser: Um ensaio clínico aleatório.J Periodontol 2015; 86:1133-1140.
42. Neiburger EJ, Miserendino L. Reflectância laser: perigo no consultório dentário. Oral Surg Oral Med Oral Pathol 1988:66: 659-661.
43. Olga D. Flecha,Camila G.S. Azevedo,Fabiana R. Matos, Natalia M. Vieira-Barbosa,Maria L. Ramos- Jorge,Patricia F. Gonc xalves, and Edina M. Koga Silva. Cianoacrilato Versus Laser no Tratamento da Hipersensibilidade Dentinária: Um ensaio clínico controlado, randomizado, duplo-mascarado e de não inferioridade.J Periodontol 2013; 84:287-294.
45. Petra Wilder-Smith, Anne-Marie A. Arrastia, Michael J. Schell, Lih-Hueh Liaw, Gary Grill e Michael W. Berns,Effect of Nd:YAG Laser Irradiation and Root Planning on the Root Surface: Efeitos estruturais e térmicos.J Periodontol 1995; 66:1032-1039.
46. Pick RM, Colvard MD. Estado atual dos lasers na cirurgia dentária de tecidos moles. J Periodontol 1993: 64: 589-602.

47. Pick RM, Colvard MD. Estado atual dos lasers na cirurgia dentária de tecidos moles. J Periodontol 1993: 64: 589-602.
48. Pick RM, Pecaro BC, Silberman CJ. A gengivectomia a laser. A utilização do laser de CO2 para a remoção da hiperplasia de fenitoína. J Periodontol 1985: 56: 492-496
49. Pogrel MA, Muff DF, Marshall GW. Alterações estruturais no esmalte dentário induzidas pelo laser de dióxido de carbono de onda contínua de alta energia. Lasers Surg Med 1993; 13:89-96.
50. Rayan GM, Pitha JVj Edwards JS, Everett RB. Efeitos do feixe de laser COP no osso cortical. Lasers Surg Med 1991: 11: 58- 61.
51. Rayan GM, Stanfield DT, Cahill S, Kosanke SD, Kopta JA. Effects of rapid pulsed CO, laser beam on cortical bone in vivo. Lasers Surg Med 1992: 12: 615-620
52. Robert M. Pick, Bernard C. Pecaro e Charles J. Silberman. The Laser Gingivectomy The Use of the C02 Laser for the Removal of Phenytoin Hyperplasia Periodontol: 56: 492-496
53. Roberto Crespi, Paolo Cappare, Isabel Toscanelli, Enrico Gherione e George E. Romanos. Efeitos do laser Er:YAG comparados com a destartarização ultra-sónica no tratamento periodontal: Um estudo clínico splitmouth de acompanhamento de 2 anos. J Periodontol 2007; 78: 11951200.
54. Rossmann JA, Cobb CM. Lasers na terapia periodontal. Periodontologia 2000, 1995: 9: 150 -164
55. Stephanie L. Mullins, Simon R. MacNeill, John W. Rapley, Karen B. Williams, J. David Eick e Charles M. Cobb. Efeitos Microbiológicos Subgengivais da Irradiação Única por Laser de CO2: Um estudo piloto. J Periodontol 2007; 78:2331-2337.

56. Walter Duki, Ivona Bago, Andrej Aurer e Marija Rogulji. Eficácia clínica da terapia com laser de díodo como adjuvante do tratamento periodontal não cirúrgico: Um Estudo Clínico Randomizado. J Periodontol 2013; 84:1111-1117.
57. White JM, Goodis HE, Rose CL. Utilização do laser Nd: YAG pulsado para cirurgia intra-oral de tecidos moles. Lasers Surg Med 1991; 11:455-61
58. Wigdor H, Abt E, Ashrafi S, Walsh JT Jr. O efeito dos lasers nos tecidos duros dentários. J Am Dent Assoc 1993: 124: 65-70.
59. Yamamoto H, Sato K. Prevenção de cáries dentárias por irradiação com laser Nd: YAG com Q-switched acústico. J Dent Res 1980; 59:137
60. Yamamoto H, Sato K. Prevenção de cáries dentárias por irradiação com laser Nd: YAG . J Dent Res 1980: 59: 2171-2177.
61. Zeredo JL, Sasaki KM, Yozgatian JH, Okada Y, Toda K. Comparação dos reflexos de abertura da mandíbula evocados por laser Er:YAG versus incisões de bisturi em ratos. Oral Surg Oral Med Oral Pathol

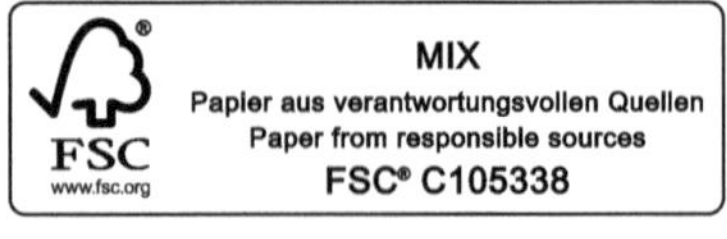

Printed by Books on Demand GmbH, Norderstedt / Germany